W0334840

KÖRPER STOLZ

Die Bedienungsanleitung zum Traumkörper

Alexander Beck | Michael Dapp

„Das Buch verzichtet, anders als die meisten Fitness-Ratgeber, angenehmerweise auf die übertriebenen Verheißungen zu perfekten Sixpacks und Modellfiguren. Es verlangt außerdem (auch das überrascht) erstaunlich viel Eigeninitiative und Disziplin. Das mag anstrengend erscheinen, aber langfristig ist es der einzige erfolgreiche Weg."

Gentlemen's Quarterly (GQ)

www.koerperstolz.de

INHALT

KÖRPERSTOLZ® - mach deinen ersten Schritt!

Herzlichen Glückwunsch zum Kauf dieses Buches. Den allerersten Schritt zu deinem persönlichen KÖRPERSTOLZ® hast du bereits getan. Du hast dich dafür entschieden, etwas in deinem Leben zum Positiven zu verändern. Dies ist nicht irgendetwas, sondern dein größtes dir gegebenes Kapital - dein eigener Körper.

Wir möchten zum Ausdruck bringen: Wenn du unser KÖRPERSTOLZ®-Konzept liest, solltest du für einige Zeit alles vergessen, was du bisher über Gesundheit und Fitness zu wissen geglaubt hattest. Lies dieses Buch unvoreingenommen wie ein Kind, das seine ersten Schritte geht. Viele Dinge sind Selbstverständlichkeiten - einige Erkenntnisse werden dich überraschen.

Das Projekt KÖRPERSTOLZ® und dieses Buch sind wie so vieles im Leben aus der Not entstanden. Aufgrund der Unzufriedenheit mit dem eigenen Körper und dem Wunsch nach der perfekten Figur, haben wir Freunde Alexander und Michael in der Welt der 1.000 Diäten einen effizienten und einfachen Weg für jedermann gefunden, um dieses Ziel zu erreichen. Durch die erfolgreiche Umsetzung haben wir eine enorme Aufmerksamkeit in unserem Umfeld erhalten. Diesen Erfolgsweg wollten wir mit anderen teilen und haben KÖRPERSTOLZ®, die „Bedienungsanleitung zum Traumkörper“ für Männer entwickelt. Zahlreiche Erfolgsgeschichten beweisen, dass KÖRPERSTOLZ® tatsächlich funktioniert!

Das KÖRPERSTOLZ®-Programm ist eine Symbiose aus ausgewählten Sport- und Koordinationsübungen, die schnell den Muskelaufbau fördern und gleichzeitig die Fettverbrennung begünstigen und einer eiweißreichen und kohlenhydratarmen Ernährung, die sich spielend in den Alltag eines jeden integrieren lässt und langfristig realisierbar ist. Die authentischen Erfolgsgeschichten werden dich motivieren selbst Interesse an dem Fahrplan zu deinem perfekten Körper zu entwickeln. Durch die praxisnahe und verständliche Herangehensweise findest du sofort Zugang zum Körperstolz-Programm. Es hilft dir die typischen, anfänglichen Hürden zu meistern und direkt zu deinem persönlichen Erfolg zu gelangen.

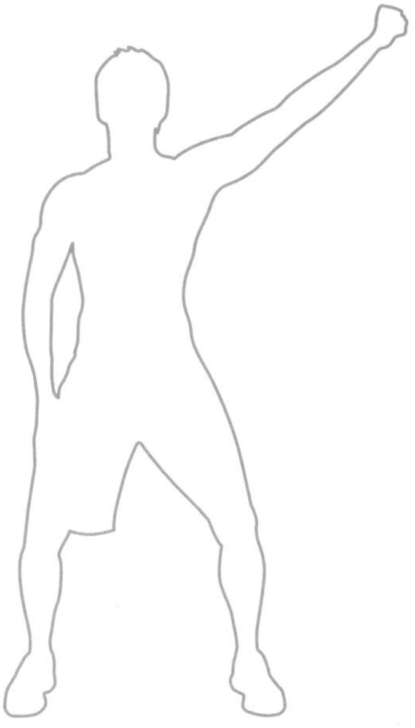

„Alles was der Mensch sich vorstellen kann, kann er auch erreichen.“
Walt Disney

Dieses Buch wurde für Männer wie du und ich geschrieben, die keine Lust auf überflüssiges Geplänkel und ausführliches Spezialwissen haben, sondern einfach einen effizienten Weg kennen lernen wollen, um schnellstmöglich zum eigenen KÖRPERSTOLZ® zu gelangen.
Jeder Mensch hat seine eigene und persönliche Geschichte, genau wie wir. Deshalb freuen wir uns, dass unser KÖRPERSTOLZ®-Programm dazu geführt hat, dass Menschen mit unterschiedlichsten Voraussetzungen dauerhafte Erfolge erzielen konnten.

Wir haben in dieses Projekt sehr viel Zeit und Herzblut gesteckt und es hat uns viel Freude bereitet.
Nutze es für dich und hol' dir deinen ganz persönlichen KÖRPERSTOLZ®!

KÖRPERSTOLZ-GEFÜHL

KÖRPERSTOLZ® ist ein effizienter Weg, um auch im Alltag zum Traumköper zu finden. Du wirst feststellen, welche positiven Auswirkungen es auf deinen Körper und deinen Geist hat. In diesem Kapitel erfährst du, wie einfach es ist, selbst ein Teil von KÖRPERSTOLZ® zu werden.

KÖRPERSTOLZ® - von einer Idee zum Handbuch für ein neues Körpergefühl

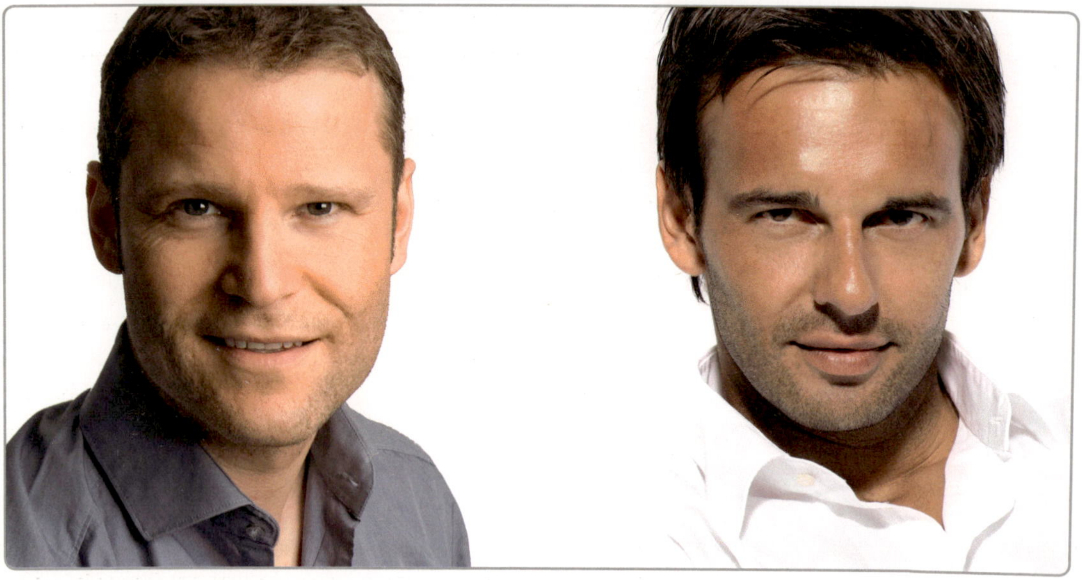

Wie aus einem gemeinsamen Training eine ganze KÖRPERSTOLZ®-Bewegung wurde, wollen wir, die Autoren, dir kurz berichten:

Alexander Beck (links) und Michael Dapp (rechts)

Michael

Als 35-jähriger Fitnessbegeisterter betreibe ich seit knapp 20 Jahren regelmäßig Kraft- und Ausdauersport. Das heißt, ich ging pro Woche ca. zwei- bis dreimal ins Fitnessstudio und wenn die Woche gut verlief, kam ich vielleicht noch einmal zum Laufen. Da ich von Natur aus ein eher schlanker Typ bin und in jüngeren Jahren mir um Gewichtsprobleme nie Gedanken machen musste, war das Thema Ernährung gänzlich uninteressant für mich.
Allerdings merkte ich etwa ab dem 33. Lebensjahr, dass sich mein Körper, trotz wöchentlich mehrfacher sportlicher Betätigung, zum Nachteil veränderte. Der typische Ring in Hüfthöhe sowie ein allgemein höherer Fettanteil waren im Spiegel klar zu sehen. Außerdem musste ich nach einem guten Essen auch mal den obersten Knopf der Anzugshose öffnen.

Der Zeitpunkt war gekommen, an dem ich für mich etwas ändern musste, weil ich wusste, dass es auf Dauer nicht besser werden wür-

de. Welche Möglichkeiten hatte ich? Ich wollte nicht noch mehr Zeit in den Sport investieren, sodass ich jeden Tag im Fitnessstudio hätte verbringen müssen. Schließlich bin ich wie die meisten Menschen berufstätig, habe eine Freundin und gehe auch mal gern meinem Hobby Motorradfahren nach. Also musste ich effizienter vorgehen und bei gegebenen Rahmenbedingungen das Beste herausholen.
Nachdem ich mir diverse Fachbücher gekauft hatte und mich umfassender mit dem Thema Sport und Ernährung beschäftigt hatte, fiel mir auf, dass es sehr gute Programme und Maßnahmen gibt, allerdings diese einen enormen Aufwand mit sich bringen und für den normalen Berufstätigen schlichtweg nicht umsetzbar sind, weil sich die sportliche Betätigung und die Ernährung fast unmöglich in den Alltag integrieren lassen.

Ich hätte mir eine Sport- und Ernährungsanleitung gewünscht, die jeder immer und überall umsetzen kann. Man sollte dafür nicht einmal ein Fitnessstudio benötigen und sich nicht an einen aufwändigen Diätplan mit exotischen und teuren Zutaten halten müssen. Die Übungen sollten überall und ohne größere Hilfsmittel durchführbar sein. Außerdem sollte man sich nicht allzu sehr mit der Zubereitung der Speisen beschäftigen. Die Lebensmittel sollten nicht im teuren Biomarkt, sondern günstig im Supermarkt um die Ecke eingekauft werden können. Genau das hätte ich mir gewünscht!

Nach einiger Zeit hatte ich für mich herausgefunden, wie mein Körper mit relativ wenig Aufwand, einer gezielten Ernährung und einem ganzheitlichen Trainingskonzept in Form gebracht werden kann. Noch wichtiger war, dass dieser Zustand auch dauerhaft gehalten werden kann.

Aber eigentlich fing alles mit meinem Freund Alex an. Er war unzufrieden mit seinem Körper und somit stellte ich für ihn eine Kurzanleitung mit den wichtigsten Ernährungsinfos und ein 4-Wochen-Trainingsprogramm zusammen. Nachdem sich der Erfolg in kürzester Zeit einstellte, war dies der Grundbaustein für das folgende KÖRPERSTOLZ®-Konzept.

Alexander

Mit 33 Jahren war ich an einem Punkt angelangt, an dem ich mit meinem Körper derart unzufrieden war, dass ich mich schlichtweg nicht mehr wohlfühlte. Extreme Gewichtsschwankungen, kurzfristige Erfolgserlebnisse und regelmäßige Rückschläge begleiteten mich über die letzten fünf Jahre.
In dieser Zeit halfen Ausdauersport in hohem Maße sowie Schlankmacher aus der Apotheke nur temporär. Ich las Bücher, informierte mich online und versuchte durch etliche Gespräche mit „Leidensgenossen" eine Methode für mich zu finden, die ohne Rückschläge einfach und effektiv funktioniert. Das ging so lange, bis sich mein Freund Michael bereit erklärte, mir ein spezielles „Abnehm-Programm" zu erstellen. Es beinhaltete Sport-Übungen sowie eine Ernährungsumstellung in einer einfachen, klar strukturierten und – wie sich noch herausstellen sollte – effektiven Art und Weise. Da ich beruflich ständig unterwegs war, wäre ein Vertragsabschluss mit einem Fitness-Studio ohnehin unsinnig gewesen. Deshalb enthielt das Programm ein hohes Maß an Eigenverantwortung.

Als ich das Programm in Form einer Kurzanleitung in Händen hielt, bekam ich den Eindruck: Michael hat sich für mich viel Zeit genommen, Gedanken gemacht und es mit einer Portion Leidenschaft – in meinen Augen – aufwändig gestaltet. So, da saß ich nun vor meinem PC mit dem Wissen, dass sich Michael für mich echt reingehängt hat. Das war clever, denn genau dadurch hat er es geschafft, mich wirklich zu motivieren, was sich später in sämtlichen Situationen auszahlen sollte.

Es klebte ohnehin noch eine Einladung von Michael und seiner Freundin Christine für die bevorstehende Silvesternacht in Unterföhring an unserer Pinnwand. Somit hatten wir den Starttermin! Am 31. Dezember machten wir ein gemeinsames Probetraining zur Sicherstellung der korrekten Übungsdurchführung. Im Anschluss stand ich als schwergewichtiges Model für meine Startfotos zum späteren Vergleich nicht ganz freiwillig zur Verfügung. Doch wie sich noch herausstellen sollte, waren diese Fotos zu diesem Zeitpunkt von entscheidender Bedeutung, was die Motivation und damit den Erfolg des Projektes anging.

Am Neujahrsmorgen, als noch alle schliefen, zündete ich meine persönliche KÖRPERSTOLZ®-Startrakete und begann mit den Übungen. Irgendwann musst du damit beginnen, sagte ich mir. Wenn nicht jetzt, wann dann...?!

Voller Stolz berichtete ich davon beim Frühstück, bei dem ich bereits darauf achtete, was ich aß. Nuß-Nougat-Brotaufstrich und sonstige Dickmacher standen in dieser Phase schon nicht mehr auf dem Speiseplan. Der Eiweißshake mit frischen Früchten und Nüssen, Geflügelwurst mit Vollkornbrot und eine Tasse Kaffee schmeckten auch sehr gut. Das Frühstück bei Michael und Christine war ohnehin immer sehr gesund und schmackhaft.
Die Berichterstattung behielten wir bei. Jeden Samstag bekam Michael per Email eine Art Speise- und Trainingsdokumentation von mir. Daraus ging hervor, wie ich mich ernährte und wie eisern ich die Trainingseinheiten einhielt. Zusätzlich mailte ich ihm alle 4 Wochen meine aktuellen Körperfotos, die ich den Beginnerfotos vom 31. Dezember gegenüberstellte. Was Michael nicht wusste, war, dass ich mich so ungefähr 5 Tage vor den Fotoshootings noch konsequenter bei Ernährung und Training reinkniete als sonst.
Mein anschließender Erfahrungsbericht (siehe Seite 25) dokumentiert ganz genau welchen Erfolg ich mit KÖRPERSTOLZ® hatte. Selbst heute halte ich immer noch spielend mein ganz persönliches Wohlfühlgewicht ohne Jo-Jo-Effekt. Das KÖRPERSTOLZ®-Projekt war geboren. Gibt es einen schöneren Weg, als im Vorwort unseres ganz persönlichen Projektes, dir, Michael dafür zu danken?

Viel Spaß wünsche ich dir, lieber Leser, auf deinem Weg zum KÖRPERSTOLZ®-Gefühl!

Der Startschuss für dein neues KÖRPERSTOLZ®-Gefühl

Du fühlst dich in deinem Körper unwohl und willst auf gesunde Art und Weise abnehmen?
Du hast bereits unzählige Abnehmversuche hinter dir und willst nun effektiv dein Körperfett reduzieren?
Das geht nicht nur dir so. Es gibt viele unterschiedliche Gründe, warum Menschen an Gewicht zulegen und Schwierigkeiten haben, ihr Körpergewicht langfristig zu halten.

Wie kommt es zum Übergewicht?

Für viele Menschen ist es Jahr für Jahr schwer, nach der Winter- und Weihnachtszeit ihr Körpergewicht zu halten. Das mag beispielswiese an fehlendem Tageslicht und reichhaltigen Mahlzeiten in Kombination mit Gebäck und Alkohol liegen. Menschen, die mit dem Rauchen aufgehört haben, klagen ebenfalls über eine rapide Gewichtszunahme. Sie kompensieren das Nichtrauchen mit einer erhöhten Nahrungsaufnahme von Kohlenhydraten; wir nennen das Kohlenhydratflash.

Du kennst bestimmt den klassischen Frustesser? Berufsstress, Liebeskummer, Heimweh und Langeweile sind hier die typischen Gründe für vermehrte Fettpölsterchen. Süßes wie Schokolade, Kuchen und Gebäck stehen dann meist hoch im Kurs. Das ist äußerst ungünstig, denn die darin enthaltenen einfachen Kohlenhydrate landen direkt ohne Umwege auf den Hüften.
Von klein auf wird uns täglich durch Werbung suggeriert, was man essen sollte, um richtig toll und gesund auszusehen. Dabei werden von attraktiven Models in der Werbung Produkte angepriesen, die völlig ungesund sind und Menschen dick werden lassen. Kinder glauben der Werbung und offensichtlich ihre Eltern auch. Somit stellt man sich guten Gewissens diese Produkte in den Schrank und konsumiert sie über Jahre hinweg.
Wenn wir uns allerdings die Zutatenliste mal näher anschauen, dann sehen wir sehr schnell, dass ein großer Anteil aus purem Zucker besteht. Gerade bei fettreduzierten Produkten wird fehlendes Fett oft durch Zucker ersetzt. Wo sonst soll der intensive Geschmack herkommen?

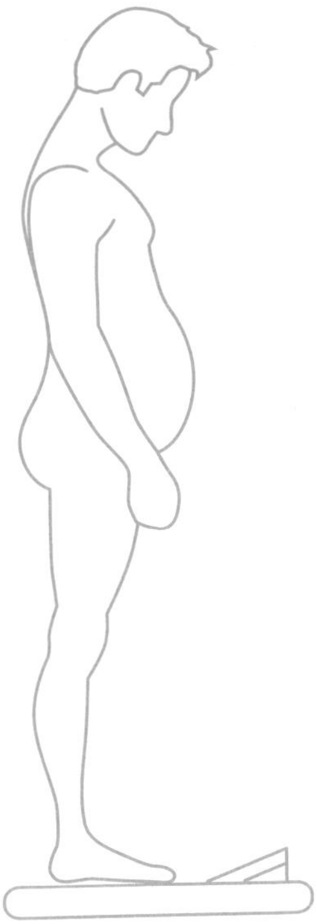

Auch das Älterwerden beeinflusst den Kalorienverbrauch. Der tägliche Kalorienbedarf nimmt bereits ab dem 20. Lebensjahr ab. Das liegt daran, dass der Grundumsatz pro Jahrzehnt um 2 bis 3 Prozent sinkt. Der Grundumsatz beschreibt die Energie, die zur Aufrechterhaltung aller lebenswichtigen Funktionen im Ruhezustand, wie zum Beispiel für Atmung, benötigt wird. Ein weiterer Grund für einen verringerten Kalorienverbrauch im Alter ist: Abbau von Muskelmasse – Aufbau von Fettgewebe. Durch die daraus resultierende Verlangsamung des Stoffwechsels schraubt sich die Kalorienverbrennung im Alter um einiges herunter. Verbraucht beispielsweise ein am Bürotisch tätiger Mann unter 25 Jahren täglich ca. 2700 bis 2900 Kilokalorien, so benötigt er ab Mitte 20 bis 50 Jahren bei gleicher Tätigkeit nur mehr etwa 2600 bis 2800 Kilokalorien. Ernährt sich die Person noch unverändert wie vor dieser körperlichen Umstellung und gleicht diesen Energieüberschuss nicht durch regelmäßigen Sport aus, so steht unweigerlich eine Gewichtszunahme ins Haus.

Nicht zuletzt sind auch Leistungssportler von Gewichtsproblemen betroffen, wenn sie plötzlich aus Verletzungs-, Alters- oder Berufsgründen ihren Sport aufgeben müssen. Diese Menschen schocken ihren Körper mit einer abrupten Umstellung. Der Stoffwechsel hat sich jedoch noch lange nicht umgestellt. Er will Kohlenhydratzufuhr, kann diese allerdings nicht mehr verarbeiten: Das bedeutet, dass die Kohlenhydrate schnell auf die Fettdeponie an den allgemein bekannten Körperzonen, wie meist dem Bauch oder der Hüfte verteilt werden.

Diese aus den verschiedensten Gründen resultierende Gewichtszunahme werden viele Menschen nur sehr schwer wieder los. Wer erst zu spät und nicht konsequent genug Gegenmaßnahmen einleitet, wird nur mäßig oder gar keinen durchschlagenden Erfolg erleben.

Du und dein Körper - ein leistungstarkes Team

Ist es schon einmal vorgekommen, dass du andere Menschen um deren Körper, Vitalität oder Ausstrahlung beneidet hast? Hast du dich schon einmal mit einem von ihnen verglichen und dabei ziemlich schlecht abgeschnitten?

Ab heute setzt du den Fokus nur noch auf dich selbst. Es interessiert dich einfach nicht mehr was andere tun oder auch nicht tun. Mit Neid und Missgunst wollen wir uns nicht auseinander setzen. Jeder Mensch ist ein Individuum und jeder kann alles erreichen. Der Wille ist der notwendige Motor, der dich dabei nach vorne treibt.

Aber was bringt ein gut funktionierender Motor, wenn man nicht weiß, wohin die Reise gehen soll und somit die gewünschten PS nicht auf die Straße gebracht werden können? Ein Ziel zu haben ist eminent wichtig, vor allem wenn du mit KÖRPERSTOLZ® schnellen Erfolg erzielen möchtest. Schließlich wollen wir Fortschritte und Resultate schaffen und uns darüber freuen. Dies geht allerdings nur, wenn wir zunächst unseren aktuellen und persönlichen Standort ermitteln.

Wenn du dich bis auf die Unterwäsche ausziehst und im Spiegel betrachtest, was siehst du dann? Du siehst dich, du siehst deinen Körper und dessen Form. Die jetzige Form deines Körpers ist exakt das Ergebnis deines bisherigen Verhaltens bzw. Lebenswandels. Das Resultat dessen wie du deinen Körper behandelt hast (in Bezug auf Nahrung, Alkohol, Schlaf, Nikotin oder Pflege), siehst du gerade in deinem Spiegelbild.

Auch alles was du in Sachen Sport für deinen Körper unternommen hast - in jungen Jahren mehr, in letzter Zeit etwas weniger oder vielleicht gar nichts mehr, kommt - genau betrachtet - vor dem Spiegel zum Vorschein. Solltest du damit zufrieden sein, kannst du das Buch getrost zur Seite legen und etwas für dich Sinnvolles tun. Falls nicht, ist es an der Zeit, die bisherigen Gewohnheiten zu ändern und die Zukunft zu verändern. Was hältst du davon, heute damit zu beginnen?

Alle Veränderungen, die du zu Gunsten deines Körpers vornimmst, werden sich schon in Kürze positiv bemerkbar machen. Dein Körper wird dir nicht nur äußerlich mehr geben, sondern du wirst es auch deutlich spüren. Du wirst beim Treppensteigen nicht mehr so schnell aus der Puste kommen, beim Skifahren gerne bis zur letzten Abfahrt durchhalten und nicht schon nach dem Mittagessen Schluss machen. Deine Kleidergröße wird sich verändern und eventuell bisherige Rückschmerzen gehören endlich der Vergangenheit an.

KÖRPERSTOLZ® Erkenntnis:
Wann, wenn nicht jetzt?

Willst du wirklich etwas in deinem Leben verändern? Du entscheidest! Drücke jetzt einfach auf Neustart und beginne mit KÖRPERSTOLZ®!

Dein erster Schritt – die persönliche Dokumentation

Bevor es mit dem Training losgeht und wir dich über die KÖRPERSTOLZ®-Ernährung informieren, ist es wichtig, dass du deine persönlichen Ausgangsdaten erfasst. Die Dokumentation deiner persönlichen Daten hilft dir während des gesamten Projektverlaufes durchzuhalten und dich durch die Fortschritte immer wieder aufs Neue zu motivieren. Prinzipiell ist es egal, in welcher Art und Weise du deine gemessenen Daten festhältst – Hauptsache, du tust es!

KÖRPERSTOLZ® Erkenntnis:
Wer Erfolge sehen will, muss seine Fortschritte verfolgen.

Mit dem „Vorher-Nachher"-Ergebnis wirst du in deinem Umfeld große Aufmerksamkeit erregen und enorme Anerkennung ernten. Hier die einfache Vorgehensweise:

Der Körper-Check-up

a) Lass' dich ablichten und zwar von vorne, rechts und hinten mit Fokus auf den Oberkörper. Dafür musst du nicht in ein Fotostudio, es genügt, wenn du dich vor einem hellen Hintergrund zu Hause fotografieren lässt.

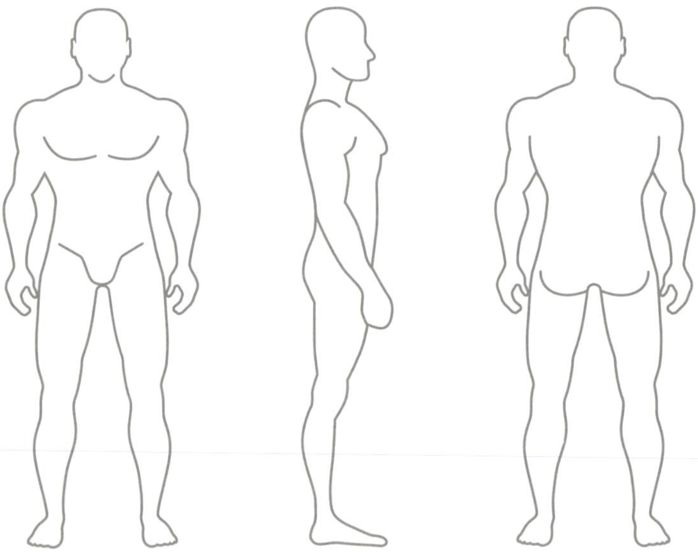

Bild von vorne *Bild von der Seite* *Bild von hinten*

b) Nimm dir ein Maßband und messe die angegebenen Körperumfänge. Trage die Werte in eine Tabelle ein:

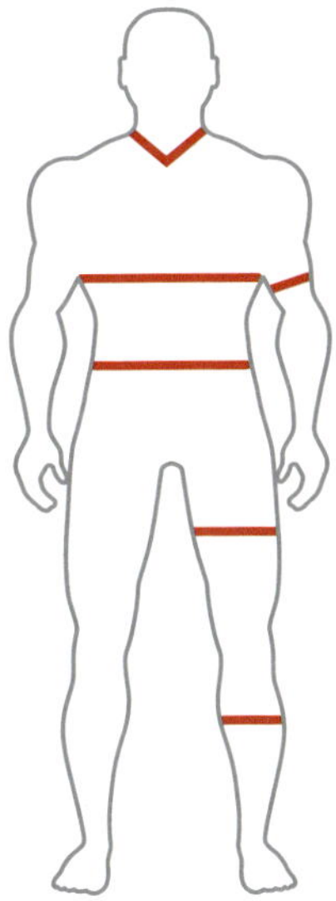

Dokumentiere	Maßeinheit
Nackenumfang (enger V-Ausschnitt)	cm
Brustumfang	cm
Bizepsumfang	cm
Bauchumfang	cm
Oberschenkelumfang	cm
Wadenumfang	cm
Gewicht	kg
Körperfett	%

Tipp: Nutze einfach unsere Internetseite www.koerperstolz.de für die Dokumentation. Unter ‚Downloads' kann die Vorlage kostenlos herunter geladen werden.

Für die Bestimmung des Körperfetts möchten wir dir zwei unterschiedliche Methoden vorstellen:

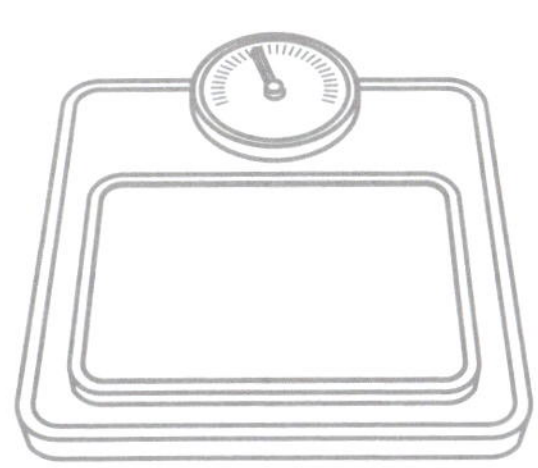

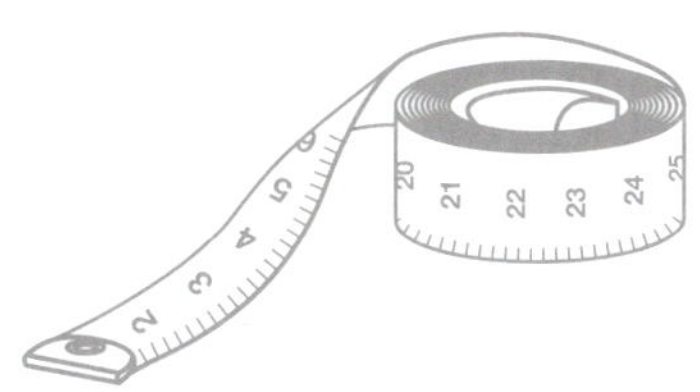

Körperfettwaage oder U.S. Navy Methode

Am einfachsten für jedermann ist wohl die Analyse per Körperfett-waage.

Wenn du keine ensprechende Waage besitzt, dann ist erfahrungsgemäß die U.S. Navy Methode ebenfalls ein probates Mittel. Mehr oder minder genaue Ergebnisse kannst du mit den Umfängen von Nacken, Bauch, Hüfte und Körpergröße erzielen, welche du in den Körperfett-rechner auf www.koerperstolz.de eingeben kannst.

Messstellen für Männer nach der U.S. Navy Methode (siehe Abbildung):

- Bauch: Horizontal auf der Höhe des Bauchnabels. Dies ist nicht der geringste Umfang.
- Nacken: Unterhalb des Kehlkopfs, mit etwas lockerem Band.
- Körpergröße: Ohne Schuhe

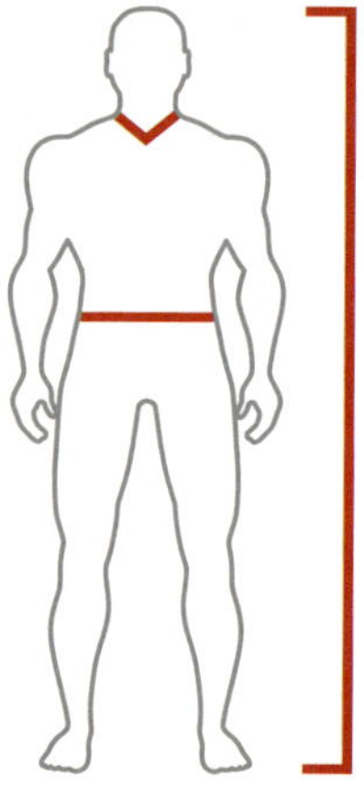

Neben der Körperfettwaage und der U.S. Navy Methode gibt es noch verschiedene weitere Körperfettberechnungen wie beispielsweise Hautfaltenmessungen oder via Infrarot. Wir beschränken uns auf die beiden oben beschriebenen Varianten. Erfahrungsgemäß erhältst du mit unterschiedlichen Methoden immer unterschiedliche Ergebnisse. Wichtig ist nur, dass du dich für eine Methode entscheidest. Nur dann ist ein sinnvoller zeitlicher Verlauf darstellbar und nachvollziehbar.

Tipp: Nutze einfach unsere Internetseite www.koerperstolz.de für deine persönliche Körperfettberechnung. Unter ‚Service / Körperfett Rechner' kannst du deinen Körperfettanteil ganz einfach berechnen lassen.

Schlank durch messbaren Erfolg

Für die wöchentliche Dokumentation reicht es vollkommen aus, wenn du den Bauchumfang, das Körperfett sowie das Gewicht misst und dokumentierst.

Wer möchte, kann die Daten gemeinsam mit der Dauer und Häufigkeit seiner Sportaktivitäten in einer Monatsübersicht vereinen. Selbst die tägliche Nahrungszufuhr lässt sich in so eine Übersicht integrieren. In einem Tabellenprogramm ist so etwas schnell erstellt.

Beispiel einer täglichen Dokumentation zu Ernährung, Training und Körperdaten

		Ernährung					
Tag	Datum	Früh	Snack	Mittag	Snack	Abend	Spät
Fr.	01.01.	Eiweiß-Shake	Vollkornbrötchen, Putenbrust	Naturjoghurt, Fruchtsalat	Naturjoghurt, Fruchtsalat	Putensteak, Gemüse	--
Sa.	02.01.	--	Naturjoghurt	--	Wrap, Salat, Schinken	Eiweiß-Shake	Salat, Putenbrust
So.	03.01.	Naturjoghurt, Shake	V-Brötchen, Schinken	Brötchen, Putenbrust	Naturjoghurt, Fruchtsalat	Hähnchen, Gemüse	Körnerkäse
Mo.	04.01.	Eiweiß-Shake	V-Brötchen, Putenbrust	Salat, Putenbrust	Naturjoghurt	Salat, Putenbrust	Eiweiß-Shake
So.	03.01.	--	Eiweiß-Shake	Hühnchencurry	Apfel	Salatplatte, Wurst	Eiweiß-Shake
Mo.	04.01.	--	Eiweiß-Shake	Nussbrot, Spiegelei, Naturjoghurt	--	Hühnchen, Salat	Fruchtsalat
Di.	05.01.	Eiweiß-Shake	Apfel	V-Brötchen, Putenbrust	2 Äpfel	Steak, Salat Gemüse	--

		Training				Körperdoku		
Tag	Datum					Gewicht	Bauchumfang	Körperfettanteil
Fr.	01.01.	--	--	--	--	--	--	--
Sa.	02.01.	00:30	--	--	--	--	--	--
So.	03.01.	00:30	00:45	--	--	--	--	--
Mo.	04.01.	00:30	--	--	--	72,50 kg	89,0 cm	16,4 %
So.	05.01.	--	--	--	--	--	--	--
Mo.	06.01.	00:30	00:45	--	--	--	--	--
Di.	07.01.	00:30	--	--	--	--	--	--

Tipp: Nutze einfach unsere Internetseite www.koerperstolz.de für die Dokumentation. Unter ‚Downloads' kann die Vorlage kostenlos herunter geladen werden.

Bei der monatlichen Messung ist dann zusätzlich der Umfang von Waden, Oberschenkel, Bizeps und Brust jeweils interessant. Eine Übersicht der wöchentlichen Messungen inklusive der persönlichen Zielerreichung kann wie folgt aussehen:

Beispiel einer monatlichen Dokumentation von Körpermaßen

	01.01.	01.02.	01.03.	01.03.	01.04.	Ziel
Waden	37 cm	36 cm	36 cm	35 cm	35 cm	36 cm
Oberschenkel	61 cm	56 cm	54,5 cm	54 cm	53 cm	53 cm
Bizeps	35 cm	32 cm	30 cm	31 cm	29,5 cm	30 cm
Brust	98 cm	94 cm	92 cm	90 cm	89 cm	92 cm
Hals	39 cm	38,5 cm	38 cm	37 cm	36,5 cm	38 cm
Bauchumfang	98 cm	89 cm	86 cm	84 cm	81 cm	84 cm
Gewicht	78,2 kg	72,3 kg	70 kg	68 kg	66,6 kg	68 kg
Körperfett	23,80 %	16,40 %	13,90 %	12,10 %	9,40 %	12 %
	Start	n. 1 Mo.	n. 2 Mo.	n. 3 Mo.	n. 4 Mo.	

Die Mühe lohnt sich!

Der Dokumentationsaufwand mit Fotos und Körpermessdaten ist sehr wichtig und wird sich auszahlen. Deine protokollierten Ergebnisse werden somit messbar und stellen einen wiederkehrenden Motivationsschub dar. Du wirst sehen, nach ein paar Tagen hast du dir die Messungen mühlelos angewöhnt! Genug der erklärenden Worte.
Teste es aus!

Wichtig!

Messe deine Körperwerte einmal die Woche an festgelegten Tagen und immer morgens direkt nach dem Aufstehen auf nüchternem Magen. Dich täglich zu wiegen und zu messen bringt nichts, da dein Körpergewicht täglichen Schwankungen ausgesetzt ist. Einmal die Woche ist völlig ausreichend!

Sei nicht enttäuscht, wenn bei der wöchentlichen Gewichtsmessung die Angabe deines Gewichts nicht stetig nach unten geht. Durch das KÖRPERSTOLZ®-Programm wird Fett ab- und Muskelmasse aufgebaut. Da Muskeln schwerer als Fett sind, können Menschen mit gleichem Körpergewicht ziemlich unterschiedlich aussehen.

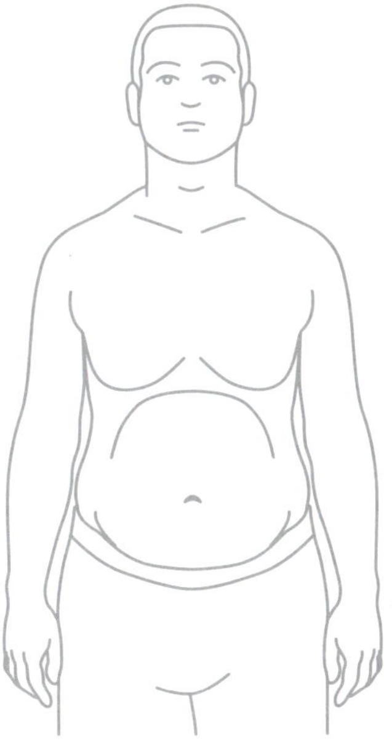

Körper 80 kg untrainiert mit geringer Muskelmasse und einem Körperfettanteil von 25%.

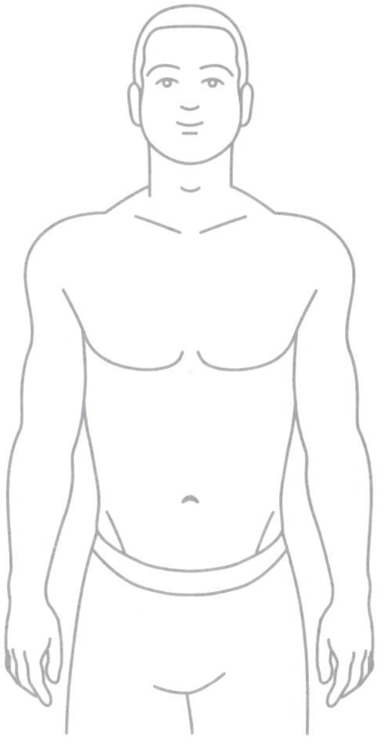

Körper 80 kg trainiert mit viel Muskelmasse und einem Körperfettanteil von 12%.

Keine Chance für Ausreden

Okay, du bist noch dabei. Bevor wir jetzt gleich in die Praxis einsteigen und zum Kapitel mit den KÖRPERSTOLZ®-Übungen kommen, solltest du gewappnet sein, falls dich der innere Schweinehund überfällt. Lass uns über das Thema Disziplin und den damit verbundenen Sporteinheiten sprechen.
Natürlich gibt es Gründe, den Sport temporär ausfallen zu lassen.
Genau DREI:

1. Du bist krank.
2. Du bist verletzt.
3. Du bist körperlich erschöpft, sodass Verletzungsgefahr besteht.

Für alle anderen Gründe gilt: Vergiss' es! Wir haben die häufigsten Ausreden aufgelistet und hier sind sie – die TOP 8:

1. „Sieht irgendwie nach schlechtem Wetter aus“

Wenn der Himmel bedeckt oder regnerisch ist, bedeutet das nicht, dass man sich nicht draußen an der frischen Luft bewegen kann. Sollte es doch mal in Strömen regnen, weich' einfach auf ein gutes Training im Wohnzimmer aus. Du wirst dich danach richtig gut fühlen, etwas gemacht zu haben.

2. „Ich bin zu beschäftigt“ – keine Zeit

Lege deine Trainingszeit auf den Morgen vor dem Arbeiten. Der Kreislauf ist da, wo er hingehört und du bist bereit, den Tag anzupacken. Gleichzeitig musst du dich nicht den ganzen Tag mit einem schlechten Gewissen plagen und ständig daran denken, wo du Zeit für den Sport platzierst. So hast du es schon hinter dir und kannst gelassen deinen Tag gestalten.

3. „Durch meine ständige Reisetätigkeit kann ich keinen Sport treiben“

Falsch! Wenn du dich beruflich nicht regelmäßig an einem Ort aufhältst, musst du die Alternative sehen. Das KÖRPERSTOLZ®-Training funktioniert in jedem Hotelzimmer. Joggen kostet lediglich Platz für

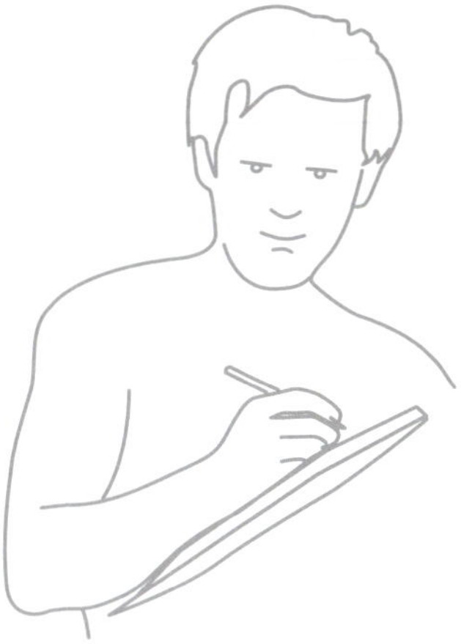

die Laufschuhe im Gepäck. Schwimmbäder findet man quer durch die Republik. Herzlichen Glückwunsch: Du sparst dir die Aufnahmegebühr und den monatlichen Mitgliedsbeitrag im Fitness-Studio!

4. „Ich sehe keinen Erfolg"

Schaust du auch richtig hin? Notiere deine Ausgangswerte und dokumentiere den Verlauf. Das hilft enorm! Mehr dazu im Kapitel „Persönliche Dokumentation".

5. „Mein Körper braucht Erholungszeit"

Stimmt! Aber maximal drei Tage am Stück. Ist die Trainingsunterbrechung länger, so fällst Du wieder auf einen alten Leistungslevel zurück. Durch das KÖRPERSTOLZ®-Dehnen nach dem Training und einen Saunagang kannst du die Regenerationsphase verkürzen. Auch Nahrungsergänzungsmittel, wie der Eiweiß-Drink, helfen und schmecken lecker!

6. „Das Training ist auf Dauer langweilig"

Absolviere dein Programm doch einfach mal in umgekehrter Reihenfolge. Beginne mit der letzten Übung und beende es mit der ersten. Tapetenwechsel fürs Training: bringe durch neue Übungen Farbe ins Spiel. Zähle deine Wiederholungen mal als Countdown rückwärts. Sobald du die KÖRPERSTOLZ®-STUFE 1 hinter dich gebracht hast, steige auf die STUFE 2 um.

7. „Ich schaue lieber Fernsehen"

Fernsehen und Sport treiben ist nicht unbedingt eine Entweder-Oder-Variante. Beides lässt sich wunderbar vereinen. Beim Training oder auf dem Heimtrainer lassen sich Fußballspiele oder die gewohnte Fernsehserie gut verfolgen.

8. „Mir schmerzen die Gelenke"

Schmerzen in Gelenken sind meist ein Zeichen dafür, dass die Übungen unsauber durchgeführt wurden. Strecke deine Gelenke bei der Durchführung nie voll durch und konzentriere dich auf den Bewegungsablauf. Beim Training sollte man nicht mit Schwung arbeiten und Belastungen immer nur allmählich steigern. Ganz wichtig ist das

Aufwärmen vor dem Sport. Danach darf das Dehnen nicht fehlen, um wieder gut vorbereitet für die künftigen sportlichen Aktivitäten zu sein.

Wenn bei dir trotz korrekter Ausführung der Übungen Gelenkschmerzen auftreten, solltest du unbedingt einen Arzt konsultieren.

KÖRPERSTOLZ® Erkenntnis:
Menschen, die gerne einen trainierten Körper hätten, dies aber nicht erreichen, sind in einer Beziehung reich: reich an Ausreden!

Alexander Beck: „Wie ich meine Pfunde verlor und sich ein persönliches Zufriedenheitsgefühl einstellte."

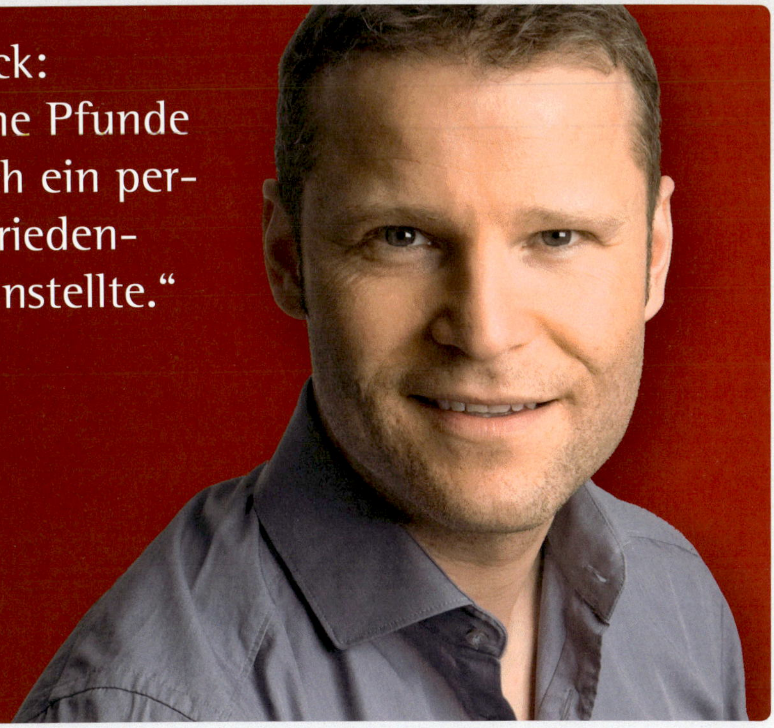

Nachdem ich 2003 mit dem Rauchen aufhörte, nervte ich 4 Sommer hintereinander mein Umfeld und im Besonderen meine Freundin regelmäßig mit meinem Körpergewicht, das satte 10 kg mehr auf der Waage aufwies. Nicht nur die Zahl auf der Waage entsetzte mich, sondern auch mein Spiegelbild, bei dem mir vor allem Bauch, Hüfte und Oberschenkel nicht gefielen.
Meine Hosengröße stieg auf eine stolze ‚34' im Bund (bei einer Körpergröße von 169 cm und einer Hosenlänge von einer ‚29' nicht wirklich aufregend). Gedanken an coole taillierte Hemden wären reine Illusion gewesen. Zu diesem Zeitpunkt musste ich die Hosen der Anzuggröße ‚25' (das ist die ‚50'! für die untersetzten Herren, um nicht zu sagen: klein und dick) kürzen. Ich war mit mir unzufrieden. Fühlte mich nicht sonderlich anziehend.

Im fünften Jahr als Nichtraucher testete ich die unterschiedlichsten Maßnahmen, um wieder mein persönliches Wohlfühlgewicht zu erreichen. Ich versuchte mich als „Marathon-Mann" und lief fünf bis sechs Mal pro Woche jeweils etwa 10 km. Der Aufwand von Mai bis Ende November war immens. Der Erfolg im Verhältnis zum Aufwand war jedoch frustrierend. Dann kam auch noch die Weihnachtszeit... das war eine Katastrophe!

Zu diesem Zeitpunkt war ich nicht nur unzufrieden, sondern richtig mies gelaunt. Ein Freund empfahl mir eine Schlankheitskur mit Diät-Pulver zum Auflösen aus der Apotheke. Eine 500-mg-Packung um die 20 Euro! Das half zwar, aber nachdem ich ein halbes Vermögen dafür ausgegeben hatte und die Diät abgeschlossen war, waren im Nu auch schon alle Kilo wieder drauf. Ich war wütend auf die Geldschneiderei und auf mich selbst!

Nahrung wurde von mir teilweise kategorisch abgelehnt: Funktionierte auch nicht. Dafür genoss ich das Essen und den Rotwein beim Italiener zu gerne. Obendrein bekam ich vom regelmäßig ausgelassenen Frühstück und dem darauf folgenden Kaffee Magenentzündungen. Hochzeiten, Geburtstagsfeiern im Bekanntenkreis und Schlemmerurlaube trugen in diesem Jahr ebenfalls nicht unbedingt zur Gewichtsreduzierung bei. Angst und Besorgnis machten sich breit. Ebenso eine Art Hilflosigkeit!

Ich erzählte meinem Freund Michael von meinem Kampf gegen die Pfunde. Es war Dezember und ich war direkt nach einem Thailandurlaub besonders unzufrieden mit meinem Körper. Er hörte sich alles an und fragte mich: „Willst du ernsthaft etwas dagegen unternehmen?" Ob ich will? Natürlich wollte ich! Heute weiß ich, was sich alles hinter dieser entscheidenden Frage verbarg.

Alex' Körpermessdaten

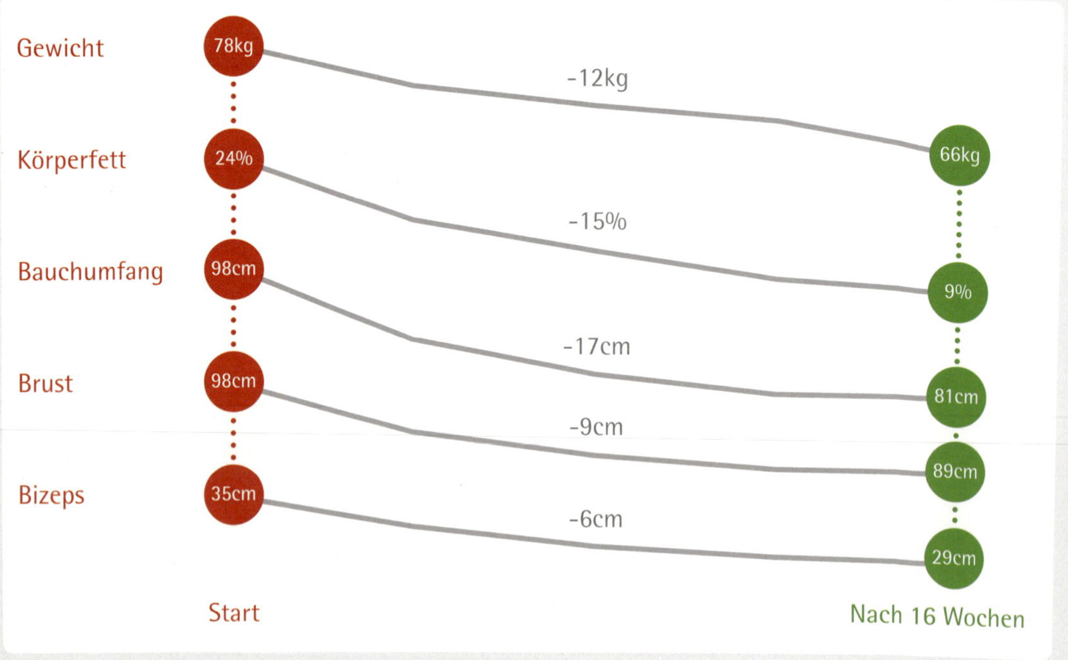

Alex vor ...

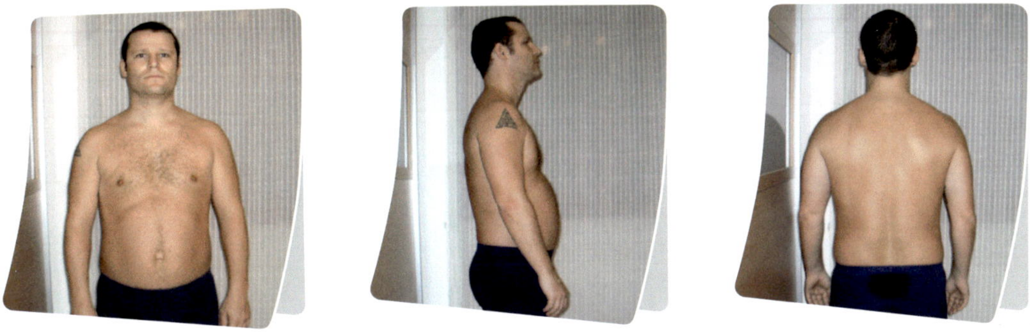

... und nach nur 4 Monaten KÖRPERSTOLZ®

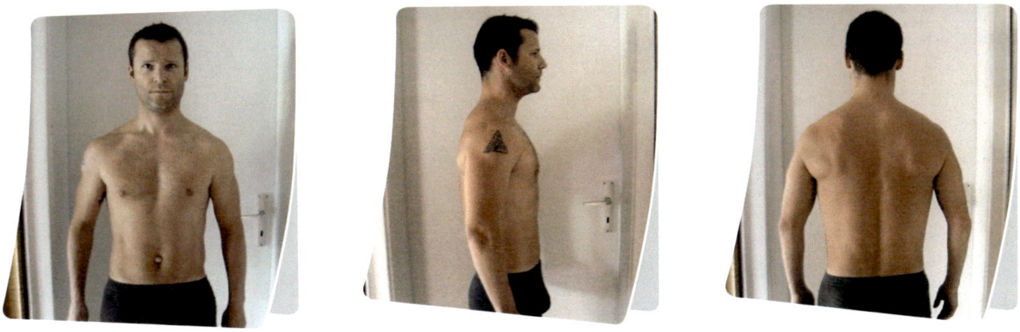

Alex nahm in nur vier Monaten 12 kg ab. Damit erreichte er nicht nur seine Ziele, sondern übertraf sie sogar!

3 Monate später hatte ich 10 Kilo und über 10 Prozent an Körperfett verloren. Und nicht nur das: Ich hatte all meine durch dicke Fettpolster verborgenen Muskeln ans Tageslicht gebracht.
Nach diesem Verwandlungsprozess habe ich eine völlig neue Art der Lebensqualität kennengelernt. Mir passen Designerhemden in „Slimline". Größer bin ich zwar immer noch nicht geworden, aber ich schau mich nun entspannt nach Jeans Bundgröße ‚30' um. Anzuggröße ist inzwischen eine schlanke ‚44'! Es macht wieder richtig Spaß, einkaufen zu gehen und ich kann sogar wieder enge T-Shirts tragen. Wer hätte das gedacht?

Privat und im Berufsleben wurden mir Anerkennung und Respekt für meine ganz persönliche Konsequenz entgegen gebracht. Es eröffneten sich neue Welten. Ich kann nicht mehr sagen, wie oft ich gefragt wurde wie ich das gemacht habe.

...und übrigens: Meine damalige Freundin ist heute meine Ex – wir haben geheiratet!

Erfolgreiche Tipps zur Motivation

Beim Training sollten deine persönlichen Vorlieben natürlich nicht zu kurz kommen. Man soll sich dabei und auch danach schließlich wohl fühlen.

Spaßfaktor

Wähle Sportarten, die dir Spaß machen.

Treppenfaktor

Bevorzuge das Treppenhaus und lass' den Aufzug links liegen. Nimm beim Treppensteigen immer 2 Stufen auf einmal.

Ablenkfaktor

Setz' dich doch einfach zu Hause auf den Heimtrainer und schaue nebenher Fernsehen, lies ein Buch oder spiel ein PC-Game. Sei kreativ bei der Gestaltung des Trainings.

Mach-Dich-nützlich-Faktor

Wusstest du, dass man beim Wohnungsputz bis zu 500 Kalorien verbrennen kann? Der Kalorienverbrauch einer gründlichen Autowäsche ist ebenfalls nicht zu verachten (damit ist nicht die Waschanlage nebenan gemeint).

Belohnungsfaktor

Belohne dich, wenn du Zwischenziele erreicht hast. Führe dir den Erfolg vor Augen - das führt zu Zufriedenheit und macht es leichter, sich für die nächsten Schritte zu motivieren. Kauf dir zum Beispiel ein tailliertes Hemd oder ein körperbetontes T-Shirt.

Konsequenzfaktor

Kennst du den „inneren Schweinehund"? Er versorgt uns regelmäßig mit Ausflüchten und verleitet uns zu Bequemlichkeit. Er steht eigentlich für die Begriffe Angewohnheiten und Schwäche. Dreh einfach den Spieß um und verankere positive Angewohnheiten in deinen Tagesablauf! Regelmäßige Trainingseinheiten sind ein probates Mittel. Es ist leichter morgens vor der Arbeit Sport zu treiben, als es sich spät abends vorzunehmen. Man weiß nie, wie der Tag verläuft. Es könnte stressig werden und dann lässt man gerne den Sport ausfallen. Für die

Menschen, die es morgens keinesfalls schaffen, die Sportbekleidung überzustreifen, ist die zweitbeste Trainingszeit unmittelbar nach der Arbeit.

Zielfaktor

Setze dir realistische Ziele und erwarte nicht sofort Höchstleistungen. Gerade Anfänger fallen nach einer gewissen Zeit in ein Motivationsloch, weil sie völlig überzogene Erwartungen haben. Dein Ziel sollte sein, die KÖRPERSTOLZ®-Stufen und Cardio-Einheiten in dem vorgegebenen Zeitraum zu absolvieren und die Ernährungsanleitung zu befolgen. Wenn du diese Ziele verfolgst, wird sich in Kürze der Erfolg einstellen.

Sozialfaktor

Verbinde dein Sportprogramm wenn möglich mit deiner Familie, deinem Partner oder deinen Freunden. Verabrede dich mit Gleichgesinnten. Eine gute Möglichkeit sind auch gemeinsame Lauftreffs oder Sportvereine.

Schneeballfaktor

Aus eigener Erfahrung können wir sagen, dass es richtig Freude macht, jemandem das KÖRPERSTOLZ®-Programm näher zu bringen und zu sehen, wie sich der Erfolg bei seinem „persönlichen Probanden" einstellt. Wir freuen uns auf neue Probandenfotos und Erfolgsgeschichten auf unserer Internetseite „www.koerperstolz.de". Viel Spaß, Coach!

Terminfaktor

Integriere deine Trainingszeiten als festen Bestandteil im Alltag. Setze dir fixe Trainingstermine und markiere sie in deinem Kalender als wären es Geschäftstermine.

KÖRPERSTOLZ-TRAINING

Das KÖRPERSTOLZ®-Training ist ein einfaches Sportprogramm, das überall durchgeführt werden kann. Die Übungen sind schnell zu erlernen und kommen mit wenigen Hilfsmitteln aus. Das Training spricht alle Körperzonen an und verhilft dir in kürzester Zeit zu deinem Traumkörper.

KÖRPERSTOLZ® - Das Training

Unser Ziel ist es, durch den Aufbau und Erhalt der Muskulatur das Körperfett zu reduzieren, damit du dich nachhaltig in deinem Körper wohlfühlst. Dies erreichen wir zum einen durch eine langfristige Ernährungsumstellung (ab Seite 68) und zum anderen durch das KÖRPERSTOLZ®-Trainingskonzept, das auf drei aufeinander aufbauenden Stufen basiert, kombiniert mit zusätzlichem Ausdauersport.

So funktioniert das KÖRPERSTOLZ®-Programm

Die KÖRPERSTOLZ®-STUFE 1 besteht aus exakt zehn Übungen, die du ohne größere Hilfsmittel zu Hause, im Hotelzimmer oder im Fitnesscenter durchführen kannst. Alle zehn Übungen beanspruchen den ganzen Körper und werden in einer Abfolge hintereinander ausgeführt. Die Zeitvorgabe für die KÖRPERSTOLZ®-Stufen beträgt in etwa 30 Minuten. Die Trainingseinheiten werden vier Mal pro Woche absolviert.
Anfangs werden dir die Übungen einiges abverlangen, aber hier gilt es: Durchhalten, denn: Konsequenz ist sexy!

> Körperstolz Erkenntnis:
> Konsequenz ist sexy!

Da es sich bei den KÖRPERSTOLZ®-Übungen um eine Kombination aus Kraft und Koordination handelt, ist es möglich, dass du die vorgegebenen Wiederholungen nicht auf Anhieb schaffst. Sollte dies der Fall sein, dann führe einfach so viele Wiederholungen aus, wie du kannst. Hier gilt die Regel: exakte Ausführung geht vor und weniger ist manchmal mehr.

Arbeite dich langsam bis zur vorgegebenen Wiederholungszahl vor. Je nachdem wie du in Form bist, wird es dir schwerer oder leichter fallen, aber eines ist gewiss: stelle dich in der Anfangszeit schon einmal auf Muskelkater ein, das ist völlig normal. Schließlich werden hierbei Muskelgruppen beansprucht, die bisher nie beziehungsweise selten trainiert wurden.
Bei regelmäßiger und exakter Ausführung der Trainingseinheiten wird sich dein Körper aber zügig an die Bewegungsabläufe gewöhnen. Der menschliche Körper ist clever und versucht immer mit minimalem Aufwand das geforderte Ergebnis zu erzielen. Somit werden dir die

Übungen nach ein paar Tagen immer leichter fallen. Aufgrund dessen ist jede Stufe auf einen Zeitraum von vier Wochen begrenzt. Danach ist es an der Zeit, die Muskulatur mit der nächsten KÖRPERSTOLZ®-Stufe zu konfrontieren. Somit werden neue Anreize geschaffen, der Muskelaufbau wird weiter fortgesetzt und vor allem kommt keine Langeweile auf.

ACHTUNG: Effektives Training ist anstrengend, das heißt dein Körper wird gerade in der Anfangszeit Belastungsspitzen ausgesetzt. Wer Zweifel bezüglich seiner Belastbarkeit hat, sollte deshalb vor Aufnahme der Übungen einen Arzt aufsuchen und seinen Gesundheitszustand überprüfen lassen.

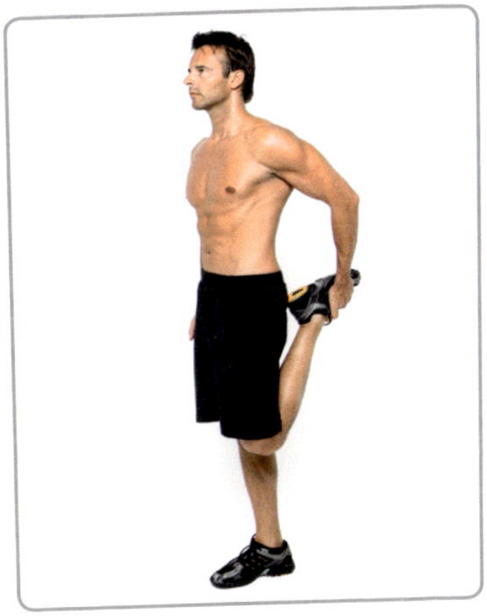

Dehnung beugt Verletzungen vor

Um die Muskulatur konkret anzusprechen und maximale Erfolge zu erzielen, müssen die Übungen sehr langsam und korrekt ausgeführt werden. Beispielsweise wird für die Ausführung einer Liegestütz ein Zeitaufwand von sechs Sekunden vorgesehen. Drei Sekunden für die Abwärtsbewegung und drei Sekunden für die Aufwärtsbewegung.
Um Verletzungen vorzubeugen, schließen wir ein Aufwärm-Programm (siehe Seite 37) in jede Trainingseinheit ein.
Nach Beendigung der Übungen ist die Dehnungseinheit (siehe Seite 40) wichtig, um sich vor dem nächsten Training optimal zu regenerieren. Denn was du auf keinen Fall gebrauchen kannst, sind Verletzungen. Sie bremsen dich und werfen dich zurück – beuge deshalb vor!

Effektiv in Verbindung mit Ausdauer

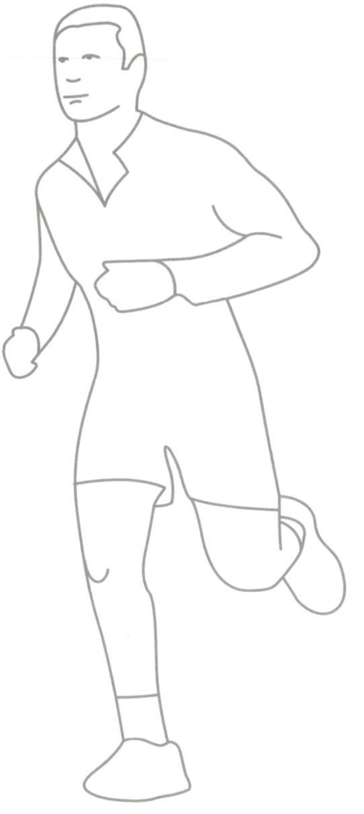

Um deinen Erfolg noch weiter zu beschleunigen, empfehlen wir dir das KÖRPERSTOLZ®-Training mit Cardio-Einheiten zu kombinieren. Unter Cardio-Einheiten versteht man Trainingsprogramme mit dem Ziel, die Ausdauer zu erhöhen, das bedeutet die Fähigkeit des Körpers, über einen ausgedehnten Zeitraum Leistung zu erbringen. Äußerst positiv wirkt sich Ausdauertraining (Cardio-Training) auf das Herz-Kreislauf-System aus. Das Herzinfarkt-Risiko kann dadurch gesenkt werden. Weiterhin steuert es einen nicht unerheblichen Beitrag zur Fettverbrennung bei: Und damit wären wir wieder bei unserem Thema! Die Stoffwechselrate steigt bei Ausdauertraining um das fünf- bis zehnfache des Ruhewertes. Wichtig dabei ist, dass du das Tempo drosselst, damit die Muskulatur genügend mit Sauerstoff versorgt wird. Im sogenannten aeroben Bereich greift der Körper direkt auf die vorhandenen Fette als Energielieferant zurück. Die aerobe Ausdauerleistungsfähigkeit bezeichnet die Leistung, welche mit vollständiger Sauerstoffversorgung abgerufen werden kann.

Genau hier liegt die Fettverbrennungszone, die sich in der Regel zwischen 60 Prozent und 70 Prozent deines Maximalpulses befindet. Hierzu gilt die Faustformel 220 minus Lebensalter und davon 60 bis 70 Prozent.

Beispiel für einen 35-Jährigen

220 - 35 (Lebensalter) = 185
60% - 70% von 185 = 111 - 129,5 Herzfrequenz pro Minute
Die optimale Fettverbrennungszone liegt in diesem Beispiel zwischen 111 und 129,5.

Damit du auch ohne Pulsmesser die Fettverbrennungszone findest, atme während der Cardio-Einheit durch die Nase ein und durch den Mund aus. Atmest du plötzlich durch den Mund ein, sollte das Tempo gedrosselt werden, um die Herzfrequenz zu senken.
Als ideales Ausdauertraining eignen sich Betätigungen wie beispielsweise Schwimmen, Joggen, Fahrradfahren, Inlineskaten oder der Crosstrainer. Diese Sportarten unterstützen dich, die Fettverbrennung

weiter anzukurbeln. Du kannst die 45-minütigen Cardio-Einheiten im Anschluss an eine KÖRPERSTOLZ®-Trainingseinheit durchführen oder als eigenständige Trainingseinheit ansetzen. Das ist die optimale Basis, deinen Körper effizient und schnell zu formen.

In Verbindung mit der durch die KÖRPERSTOLZ®-Übungen aufgebauten Muskulatur erfolgt der Angriff auf die Fettreserven noch effektiver! Muskeln sind unsere Fettverbrennungsöfen - je trainierter deine Muskeln sind, desto höher ist die Fettverbrennung und desto mehr Kalorien werden verbraucht. Und zwar nicht nur während des Sports, sondern ständig!

Bevor es losgeht mit dem Training

Wir empfehlen dir, an einem Samstag mit dem Programm zu beginnen. Bringe morgens beim ersten Mal genug Zeit mit, um deine Körperdaten aufzunehmen (siehe Seite 17) und behutsam mit den Übungen zu beginnen.
Doch bevor du damit anfängst, vergewissere dich, ob du alles hast, was du zum Erfolg brauchst:

Checkliste

- ✓ Trainingsbekleidung, Trainingsschuhe
- ✓ Ausrüstung: Gymnastikmatte und Gummiband
- ✓ Die richtigen Nahrungsmittel in der Küche (siehe Seite 98)
- ✓ Fotos machen und Körperwerte festhalten (siehe Seite 16)
- ✓ Eine Uhr im Blickfeld; dazu bedarf es keiner hochwertigen Pulsuhr, ausreichend ist die Wanduhr mit Sekundeneinheiten

! WICHTIG: Beginne auf keinen Fall bevor du das KÖRPERSTOLZ®-Buch komplett durchgelesen hast.

Vorschlag für einen Trainingsplan – einfach und effektiv!

Ein Beispiel für eine komplette Trainingswoche, die vier KÖRPERSTOLZ®-Trainings- und zwei Cardioeinheiten beinhaltet, könnte folgendermaßen aussehen:

4 x Workout à ca. 30 Minuten + 2 x Cardio-Einheiten à ca. 45 Minuten

Tag 1	KÖRPERSTOLZ®-Trainingseinheit
Tag 2	trainingsfrei
Tag 3	KÖRPERSTOLZ®-Trainingseinheit plus Cardio-Einheit
Tag 4	trainingsfrei
Tag 5	KÖRPERSTOLZ®-Trainingseinheit
Tag 6	KÖRPERSTOLZ®-Trainingseinheit plus Cardio-Einheit
Tag 7	trainingsfrei

KÖRPERSTOLZ®-Aufwärmen

Das Aufwärm-Training solltest du vor jeder KÖRPERSTOLZ®-Trainingseinheit durchführen. Dies beugt Verletzungen vor und bereitet die Muskulatur für das nachfolgende KÖRPERSTOLZ®-Training vor. Nimm dir die Zeit und absolviere die Übungen 1 bis 5 mit den entsprechenden Wiederholungen. Dann bist du bereit für deine KÖRPERSTOLZ®-STUFE!
Am Ende des Buches ab Seite 125 findest du das KÖRPERSTOLZ®-Aufwärmtraining zum Ausschneiden kompakt zusammengefasst.

1. KIRSCHEN PFLÜCKEN x 15 pro Seite

AUSFÜHRUNG:
Hüftbreiter Stand – abwechselnd die rechte und linke Hand so hoch wie möglich nach oben strecken und den Körper ganz lang machen. Wenn möglich zusätzlich auf die Zehenspitzen gehen. Hol' dir mit jeder Hand 15 Kirschen!

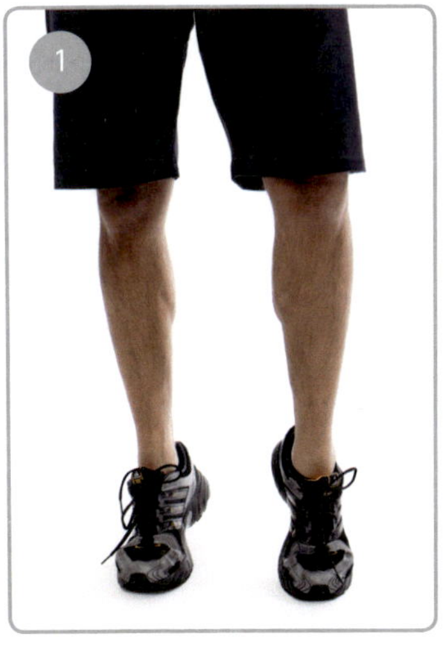

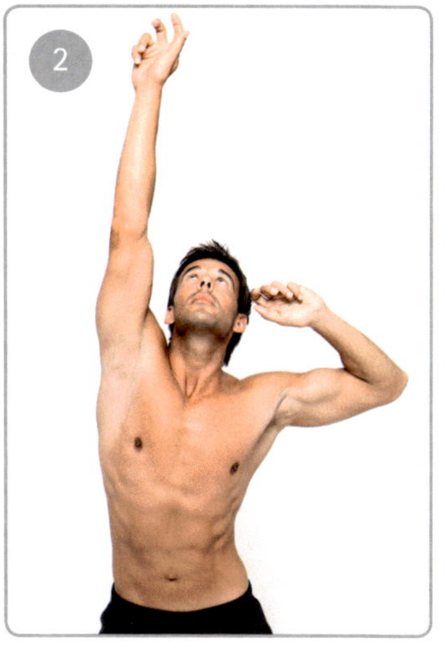

2. SEITLICHER AUSFALLSCHRITT x 10 pro Seite

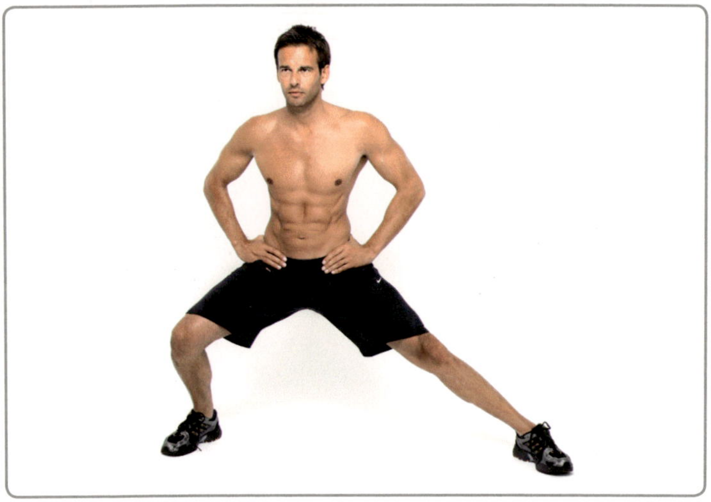

AUSFÜHRUNG:

Hüftbreiter Stand – Hände in die Hüften und großer seitlicher Ausfallschritt nach rechts und 5 Sekunden halten. Das linke Bein ist gestreckt und das rechte Bein gebeugt. Danach mit dem rechten Bein abstoßen und auf das linke Bein wechseln.

WICHTIG:

Führe die Übung langsam und korrekt aus. Der Oberkörper bleibt dabei aufrecht und der Bauch angespannt.

3. SOLDAT x 30

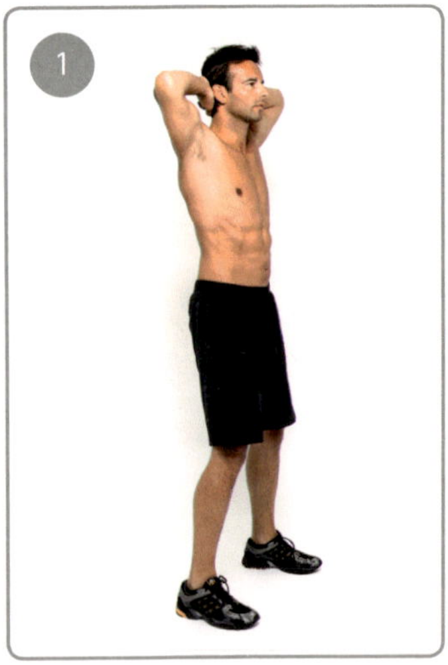

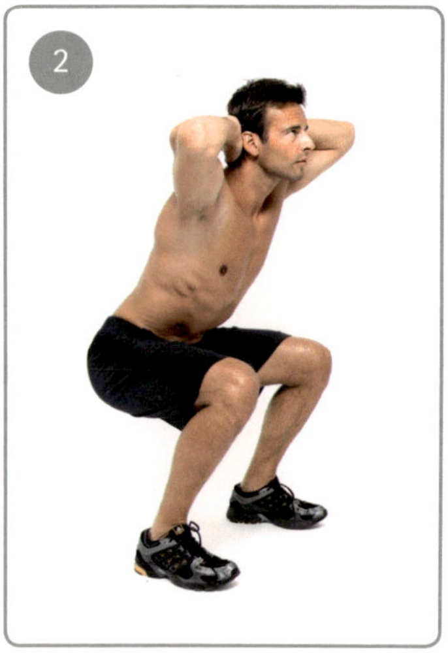

AUSFÜHRUNG:

Breitbeiniger sicherer Stand. Beide Hände in den Nacken, runter in die Kniebeuge und wieder hoch. Stelle Dir vor, du würdest dich auf einen Stuhl setzen und kurz davor gehst du wieder hoch.

WICHTIG:

Unterschenkel und Oberschenkel stehen beim Absenken im rechten Winkel. Die Knie gehen nicht über die Fußspitzen.

4. SCHATTENBOXEN „STARKE GERADE“ x 15 pro Seite

AUSFÜHRUNG:

Hüftbreiter Stand, leicht in die Knie gehen und mit der rechten Faust in Boxmanier nach vorne eine Gerade schlagen, linke Faust am Körper halten und abwechseln (klassisches Schattenboxen).

WICHTIG:

Der ganze Körper steht unter Spannung. Führe die Übung langsam und korrekt aus. Arm nicht vollständig durchstrecken.

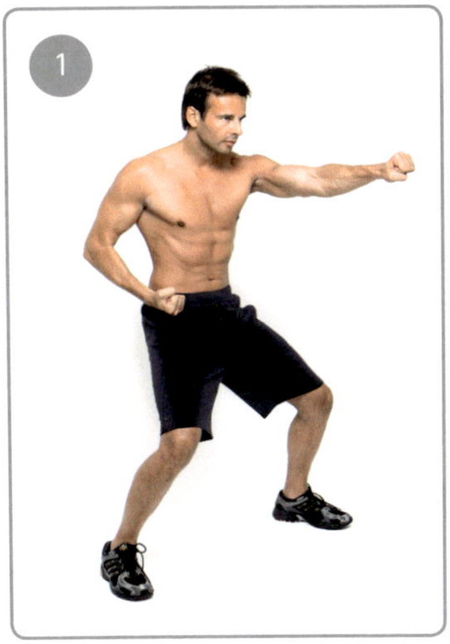

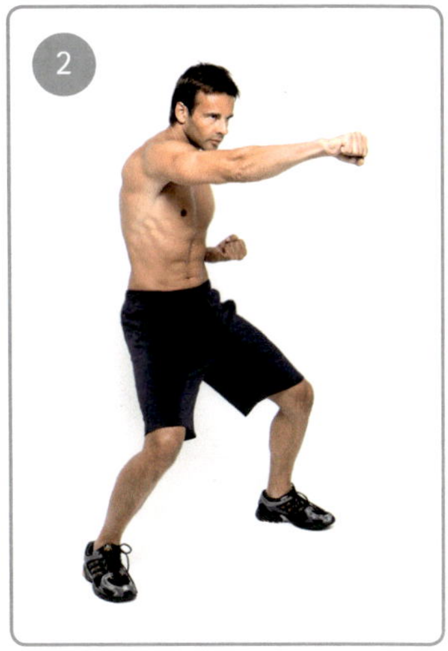

5. SCHATTENBOXEN „KINNHAKEN“ x 15 pro Seite

AUSFÜHRUNG:

Hüftbreiter Stand, leicht in die Knie gehen und mit der rechten Faust einen Kinnhaken von unten nach oben ausführen, linke Faust am Körper halten und abwechseln.

WICHTIG:

Der ganze Körper steht unter Spannung. Führe die Übung langsam und korrekt aus.

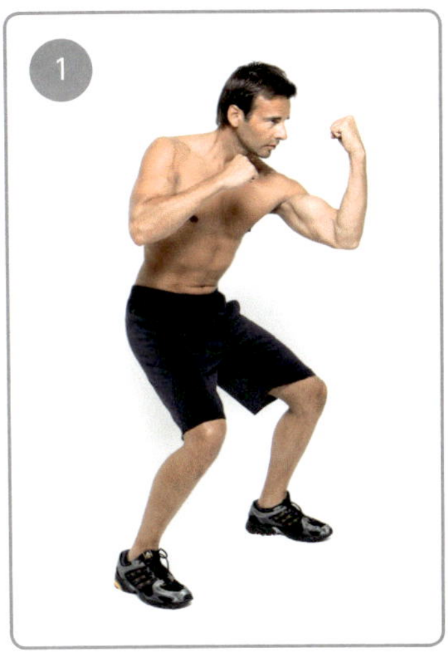

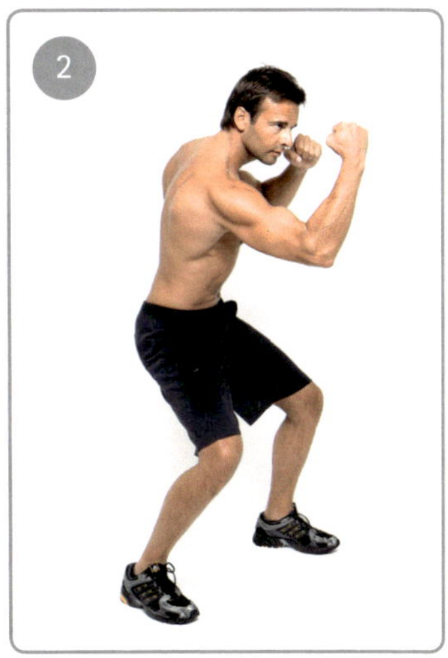

KÖRPERSTOLZ®-Dehnen

Entspanne dich – entspanne deine Muskeln. Sobald du das Training deiner persönlichen KÖRPERSTOLZ®-Stufe (ab Seite 46) beendet hast, dehn' dich, um für das nächste Training wieder gut gerüstet zu sein. Wir empfehlen jede Dehnübung zehn Atemzüge zu halten.

!

Auch das KÖRPERSTOLZ®-Dehnprogramm gibt es ab Seite 125 kurz zusammengefasst zum Mitnehmen.

1. SPECHT

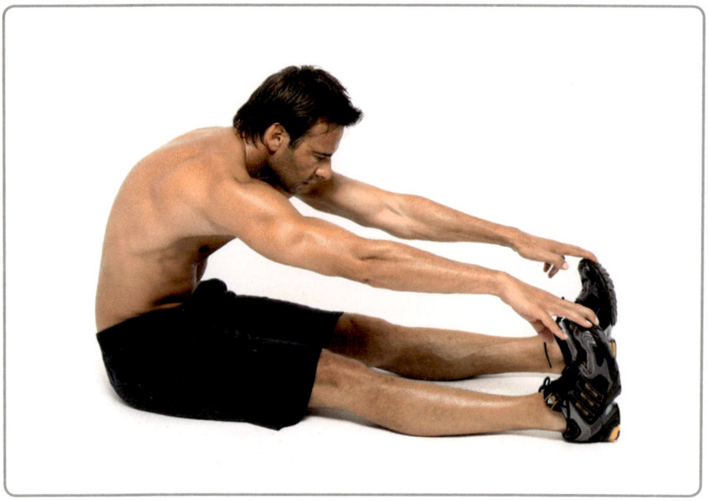

AUSFÜHRUNG:

Setze dich auf den Boden und strecke die Beine nach vorne aus. Dein Oberkörper steht nun zum Unterkörper im rechten Winkel. Versuche deinen Körper nach vorne zu schieben und die Zehenspitzen zu berühren und zu halten.

2. STORCH

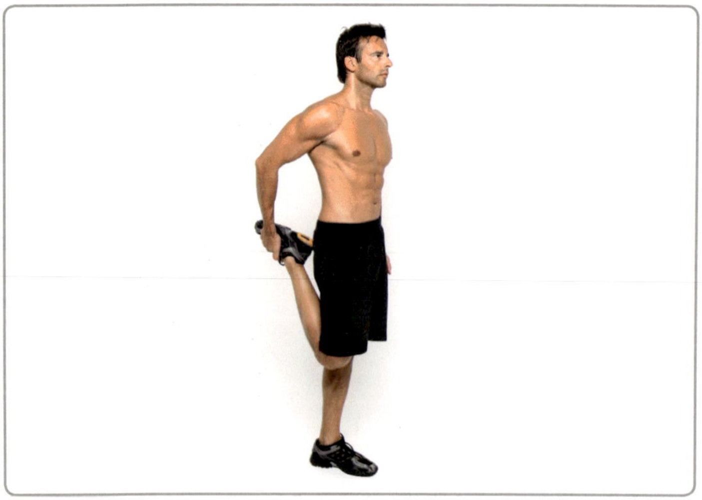

AUSFÜHRUNG:

Aufrecht stehen und mit Hilfe der Hand einen Unterschenkel anwinkeln. Halte den Fuß hinter dem Gesäß und dehne den Oberschenkel.

3. WANDSCHIEBER

AUSFÜHRUNG:

Mit ca. 30 cm Abstand vor einer Wand stehen. Rechten Fuß schräg an die Wand pressen und Wade dehnen. Dabei Körper aufrecht halten. Dann Wechsel auf den linken Fuß.

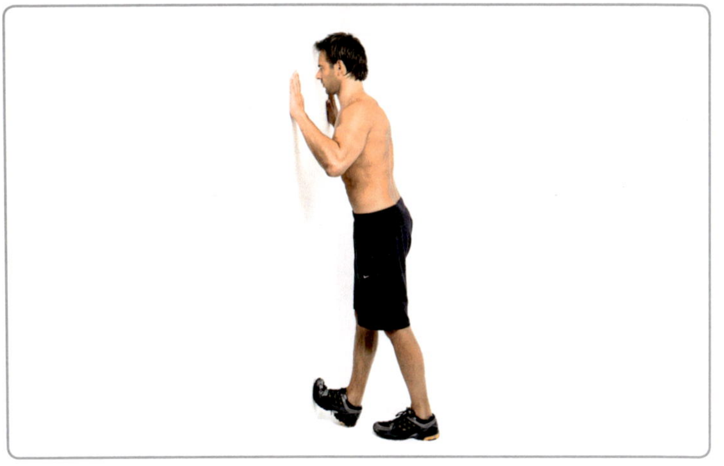

4. KÖRPERKNOTEN

AUSFÜHRUNG:

Mit dem Rücken auf den Boden liegen. Lege den linken Knöchel auf das rechte Knie und drücke behutsam das linke Knie nach vorne. Umfasse dann mit beiden Händen das rechte Knie und ziehe es Richtung Oberkörper. Anschließend wechseln.

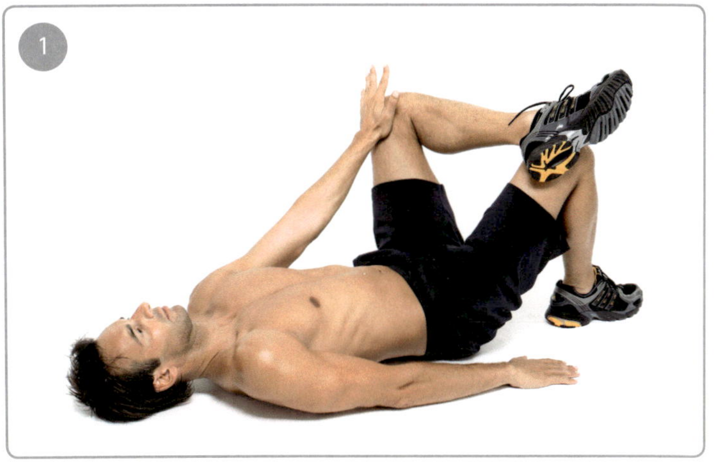

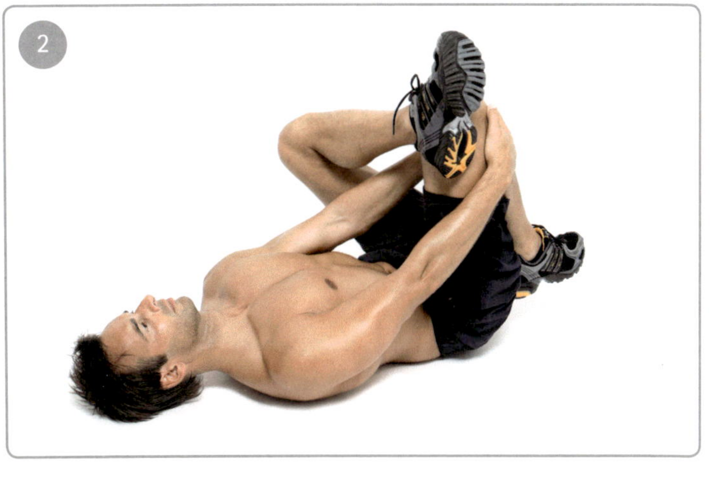

5. BLOCKADELÖSER

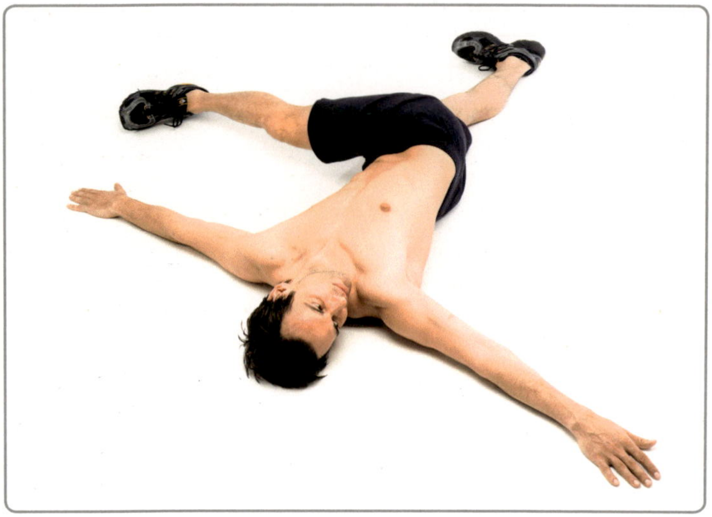

AUSFÜHRUNG:

Lege dich auf den Rücken und strecke deine Arme seitlich aus. Nun führe das rechte Knie über das linke Bein und drehe den Kopf nach rechts. Anschließend Seitenwechsel.

André Köhl: „Nach einigen Monaten habe ich mich selbst nicht wieder erkannt!“

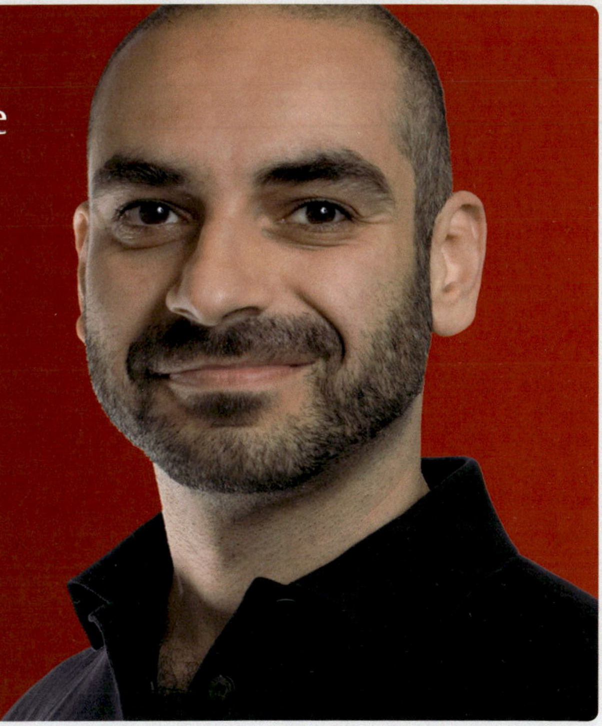

Mein Leben lang erschien ich mir zu dürr: 172 cm, 60 kg – ein Hänfling! Mein Wunsch nach mehr Masse sollte in den letzten Jahren in Erfüllung gehen: Ich brachte stolze 82 kg auf die Waage. Leider konzentrierten sich meine hinzugewonnenen Pfunde fast ausschließlich auf die Bauchgegend und nicht wie angestrebt auf einen wohlgeformten „Männeroberarm“. Schade!

Der Grund schien plausibel: Sitzende Tätigkeit und eine Schwäche für reichhaltige Speisen. Sport war eher ein Fremdwort. Ich musste das Problem in den Griff bekommen. Nur wie? Für ein kompliziertes Diätprogramm hatte ich keine Zeit und zum Halbieren der Mahlzeiten keine Motivation.

Dann erzählte mir Michael, mit dem ich bereits beruflich in einigen Projekten zusammengearbeitet hatte, von KÖRPERSTOLZ®. In nur einem Monat sollten sich bereits großartige Resultate einstellen, hieß es. Warum nicht mal ausprobieren?

Ich legte sofort los. Die Ernährung umzustellen fiel nicht schwer. Das Beste: Ich konnte mich weiterhin satt essen! Der Sport verlangte mir anfangs einiges ab. Aber binnen vier Wochen steigerte ich mich von 3 mal 1 auf 3 mal 12 Liegestütze.

Erstaunlich waren auch meine Fortschritte beim Ausdauersport. Joggen war nicht gerade meine Lieblingsbeschäftigung. Zugegeben, ich war zweimal in meinem Leben laufen. Ich betrat also nahezu Neuland. Meine Skepsis war aber völlig unbegründet. Nach einem Monat lief ich bereits 5 Kilometer am Stück und freute mich richtig von meinem Büroarbeitsplatz in den Wald zu kommen.

Ich habe mich plötzlich selbst nicht wieder erkannt! So sportlich konnte ich also sein? Eigentlich macht es ja doch Spaß, vor allem, wenn man so schnell Fortschritte macht.
Nun sind bereits zwei Monate vergangen. Ich habe beschlossen das KÖRPERSTOLZ®-Programm fortzuführen. 8 kg weniger Gewicht, 13 cm weniger Bauchumfang und der Oberarm sieht schon definierter aus. Was will man mehr? Überzeuge dich selbst!

Andrés Körpermessdaten

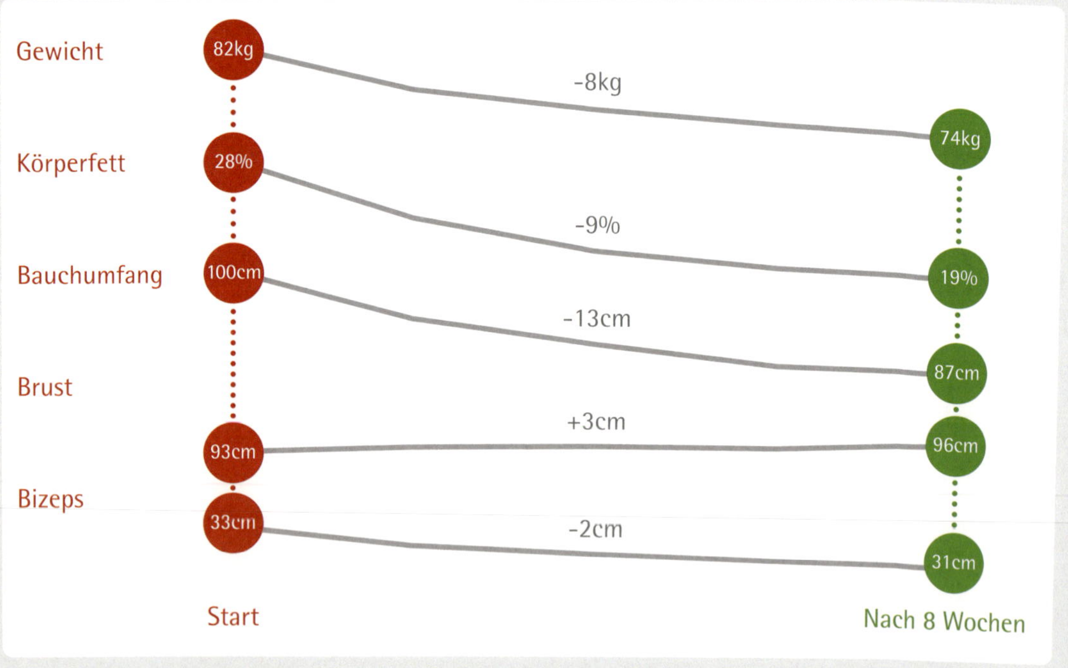

André vor ...

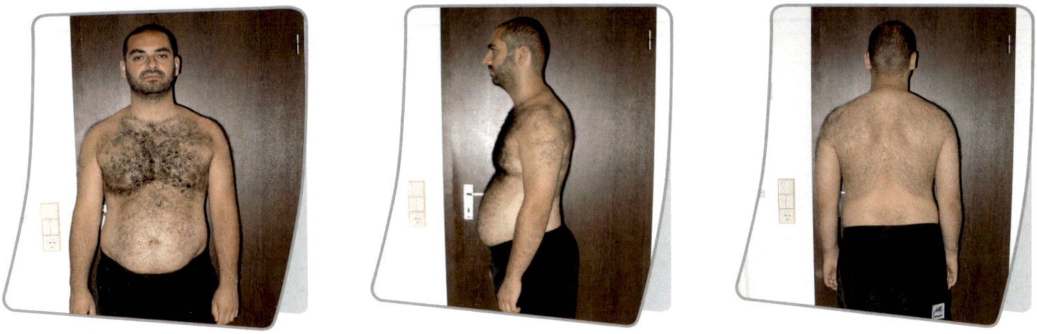

... und nach nur 2 Monaten KÖRPERSTOLZ®

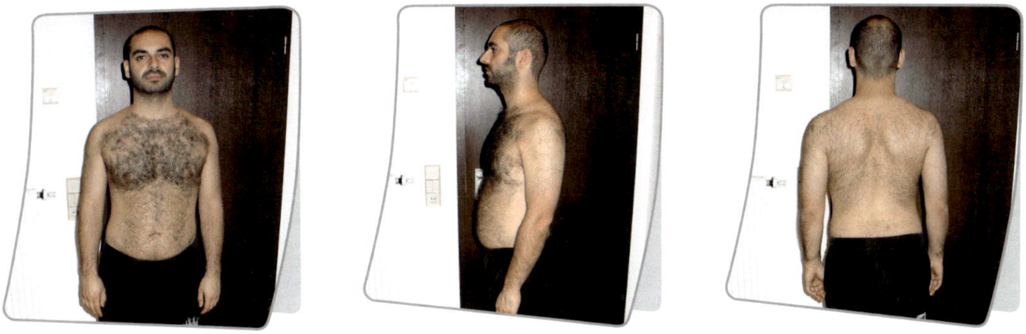

André reduzierte in nur zwei Monaten sein Körperfettwert um fast zehn Prozent und nahm 8 kg ab!

KÖRPERSTOLZ®-STUFE 1

Die Übungen 1 bis 10 (Abfolge) werden nacheinander absolviert und anschließend zweimal wiederholt. Die Zeitvorgabe einer Abfolge beträgt als Richtwert etwa 10 Minuten. Das bedeutet insgesamt 30 Minuten, plus Zeit zum Aufwärmen und am Schluss zum Dehnen.
Wie du schon auf Seite 32 erfahren hast, kann es möglich sein, dass du zu Beginn deines Trainings nicht alle Wiederholungen schaffst. Lass dich davon nicht entmutigen. Sieh es als Ansporn, dein Pensum mit jedem Training zu steigern. Wichtiger als die Masse ist die Qualität, das heißt die Übungen korrekt und langsam auszuführen. Dann kommt der Erfolg schneller als du denkst.
Auf Seite 125 findest du die KÖRPERSTOLZ®-STUFE 1 auf einen Blick zusammengefasst – einfach zum Mitnehmen.

1. T-LIEGESTÜTZ x 5 pro Seite

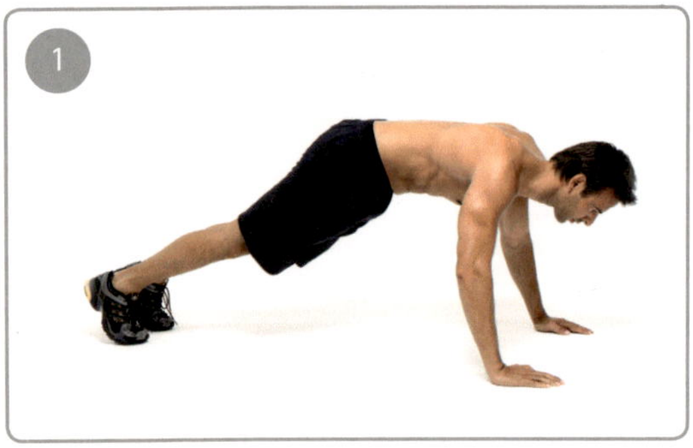

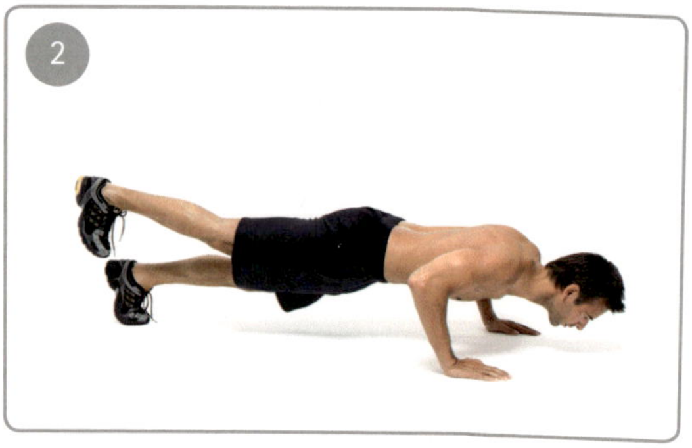

AUSFÜHRUNG:
Runter in den Liegestütz, Handflächen auf den Boden, beim Heruntergehen das rechte Bein heben. Beim Hochdrücken lege das angehobene, rechte Bein über das linke Bein und richte deinen Körper seitlich auf und strecke den rechten Arm zum Himmel – zurück in die Liegestützposition und die Übung spiegelverkehrt wiederholen.

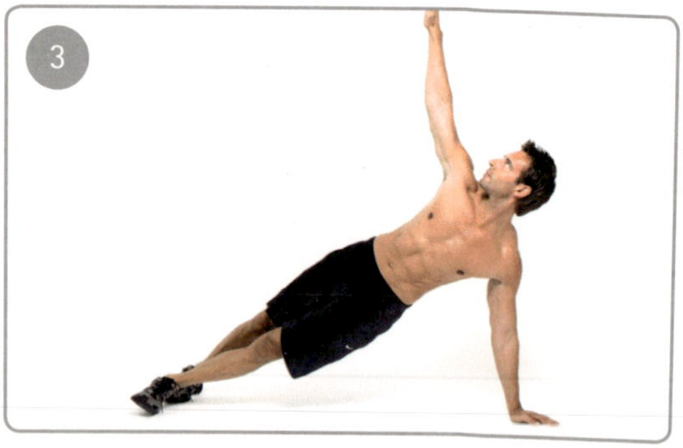

MUSKELFOKUS:
Brust, Trizeps, Rumpf

WICHTIG:
Kopf nicht in den Nacken legen, sondern in der Verlängerung zur Wirbelsäule halten.

2. SUPERMAN x 15

AUSFÜHRUNG:
Auf den Bauch legen und Arme nach vorne ausstrecken. Jetzt Arme und Beine gleichzeitig soweit wie möglich anheben und wieder senken. Die Arme und Fußspitzen dürfen den Boden nicht berühren.

MUSKELFOKUS:
Unterer Rücken, Schulter

WICHTIG:
Kopf nicht in den Nacken legen, sondern in der Verlängerung zur Wirbelsäule halten.

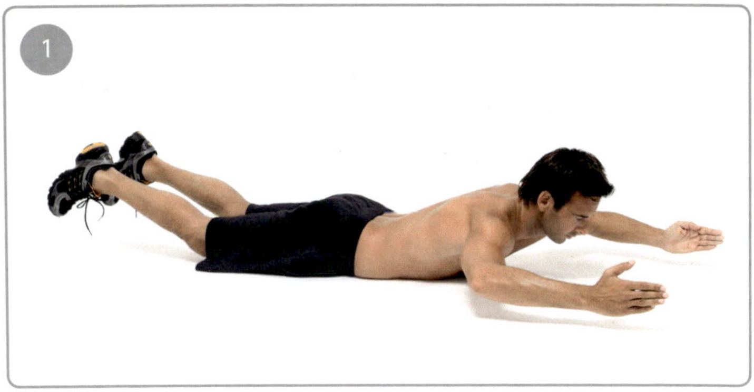

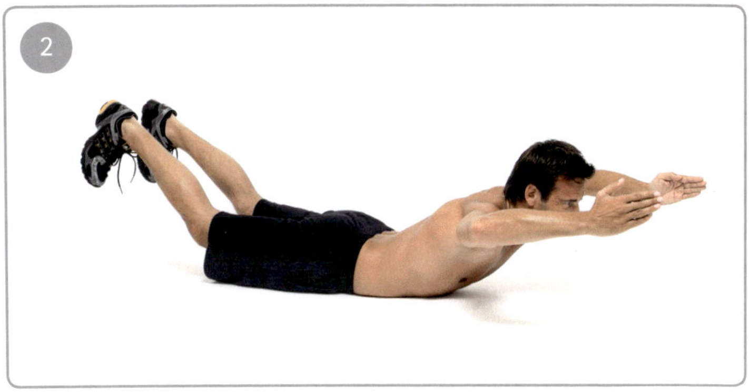

3. ALBATROS (mit Gummiband) x 15

AUSFÜHRUNG:
Breitbeiniger sicherer Stand, hänge dein Gummiband vor dir ein (z. B. Türklinke). Greife das Band an beiden Enden und strecke beide Arme nach vorne aus. Bringe Spannung auf das Band und ziehe beide Enden mit gestreckten Armen langsam seitlich nach hinten und wieder nach vorn.

MUSKELFOKUS:
Oberer Rücken

WICHTIG:
Übung langsam ausführen und Bauchmuskulatur anspannen.

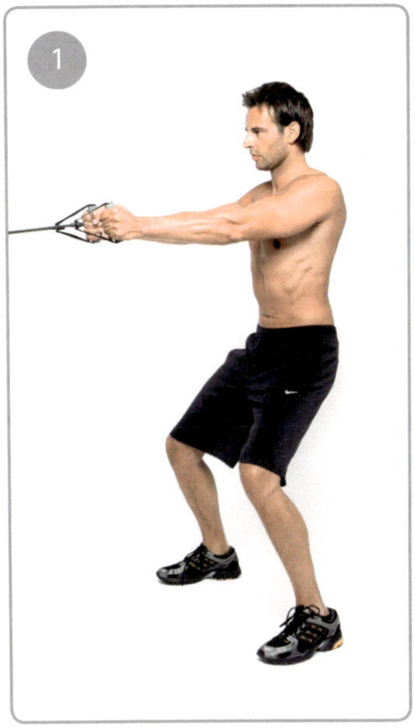

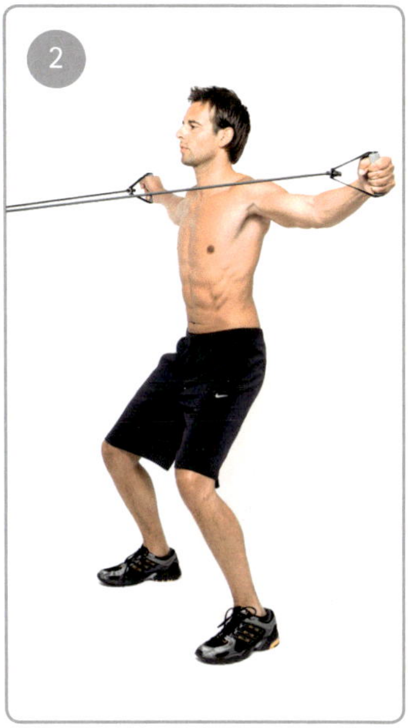

4. BAUCHAUFZUG x 15

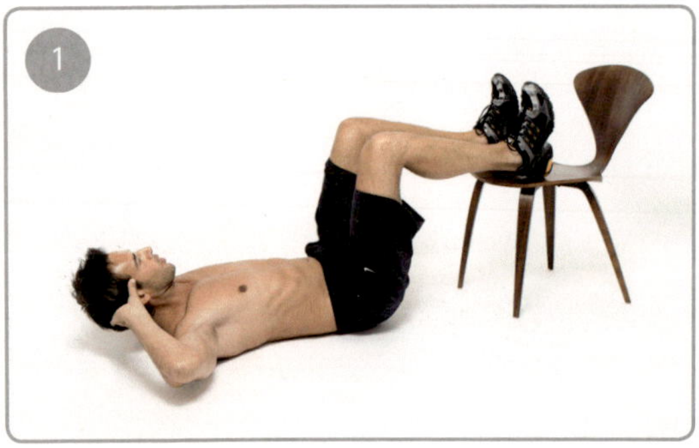

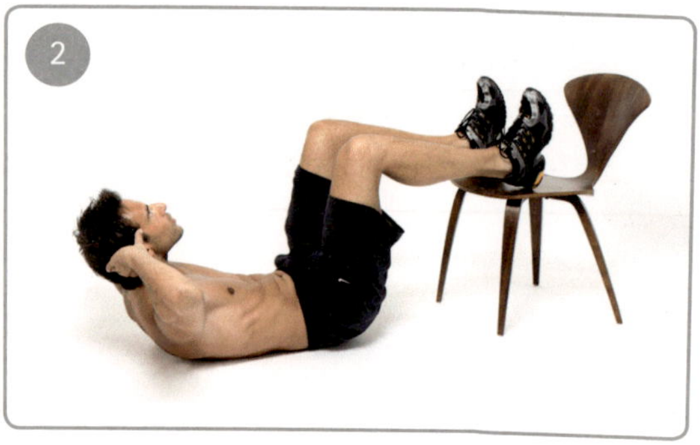

AUSFÜHRUNG:

Auf den Rücken legen und die Unterschenkel auf einem Stuhl ablegen, so dass der Oberschenkel und Unterschenkel im rechten Winkel stehen. Hände an die Schläfe und Ellenbogen nach außen drehen. Kopf und Oberkörper bilden eine Linie und heben sich in Richtung Decke.

MUSKELFOKUS:

Bauch

WICHTIG:

Unterer Rücken bleibt fest auf dem Boden. Die Bewegung geht in Richtung Decke und nicht in Richtung Oberschenkel.

Gönn' dir nach dem Bauchaufzug 60 Sekunden Pause.

5. STURZFLUG - LIEGESTÜTZ x 15

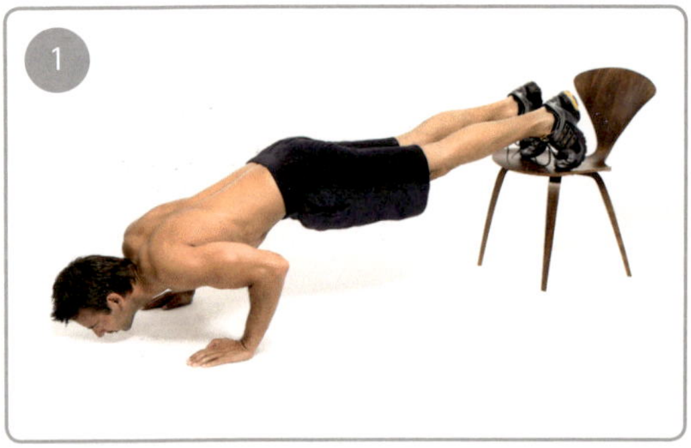

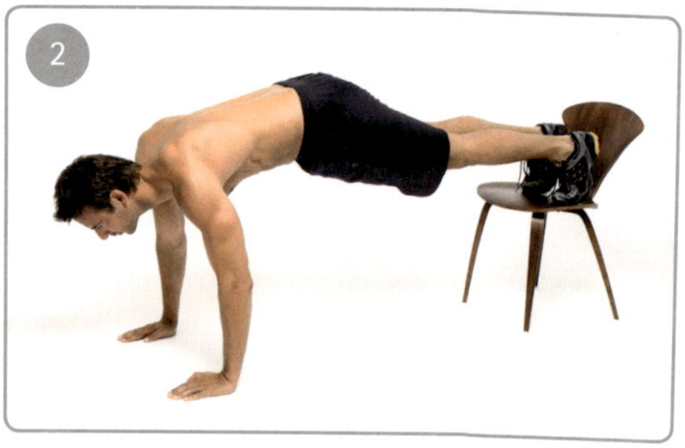

AUSFÜHRUNG:

In die Liegestütz-Position, Handflächen auf den Boden und Zehen auf einer Erhöhung (z.B. Stuhl) stützen. Herunter in den Liegestütz und wieder nach oben drücken.

MUSKELFOKUS:

Brust, Trizeps

WICHTIG:

Bauchmuskulatur anspannen und Hohlkreuz vermeiden.

6. KÖRPERBRETT 1. Grad

AUSFÜHRUNG:
In die Liegestütz-Position, dann Ellenbogen unterhalb der Schulter auf dem Boden positionieren. Bauch anspannen und darauf achten, dass du die Hüften dabei nicht absenkst. Das Körperbrett 45 Sekunden halten.

MUSKELFOKUS:
Bauch und Rumpf

WICHTIG:
Leichte Erhöhung des Gesäßes (kein Hohlkreuz), Bauchmuskulatur anspannen.

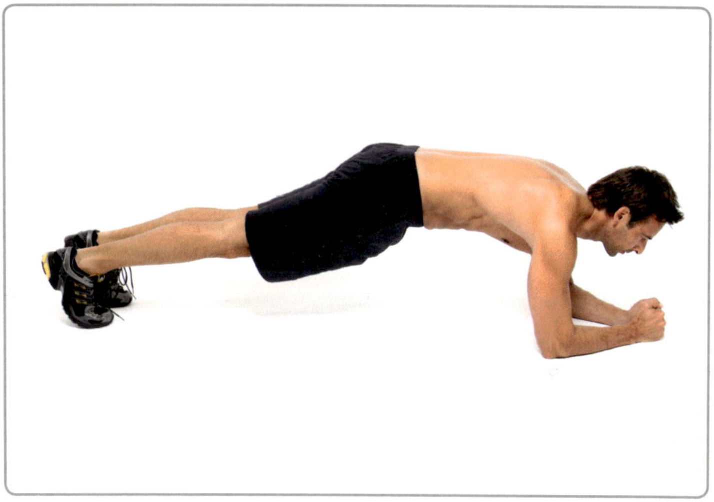

7. KATHOLIK x 15 pro Seite

AUSFÜHRUNG:
Hüftbreiter Stand, die Hände in die Hüften und mit dem rechten Fuß einen großen Schritt nach vorn. Das linke Knie nach unten bis kurz vor dem Boden absenken, bis beide Beine im rechten Winkel stehen. Stoße dich dann mit dem rechten Bein in die Ausgangsposition. Nun der gleiche Ablauf nur mit dem linken Fuß nach vorn.

MUSKELFOKUS:
Oberschenkel und Gesäß

WICHTIG:
Oberkörper gerade halten und Bauchmuskulatur anspannen. Die Knie gehen nicht über die Fußspitzen.

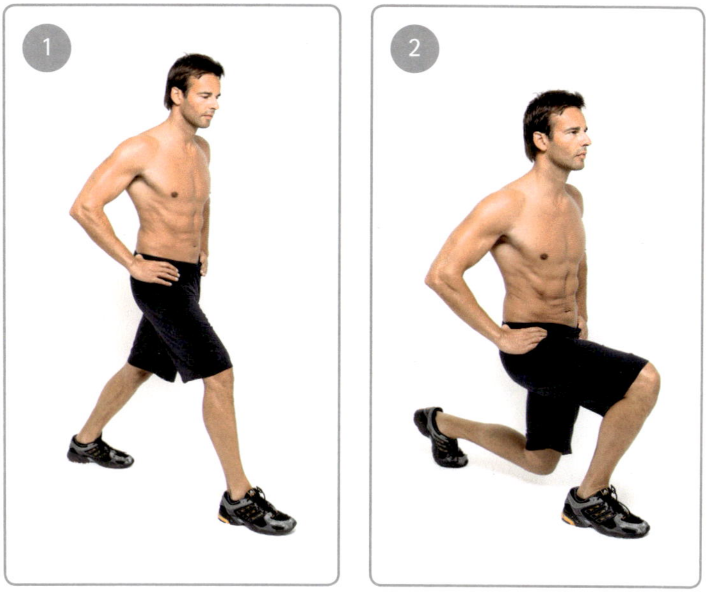

Jetzt hast du dir 60 Sekunden Pause verdient!

8. SEITLICHER HEBEZUG (mit Gummiband) x 15

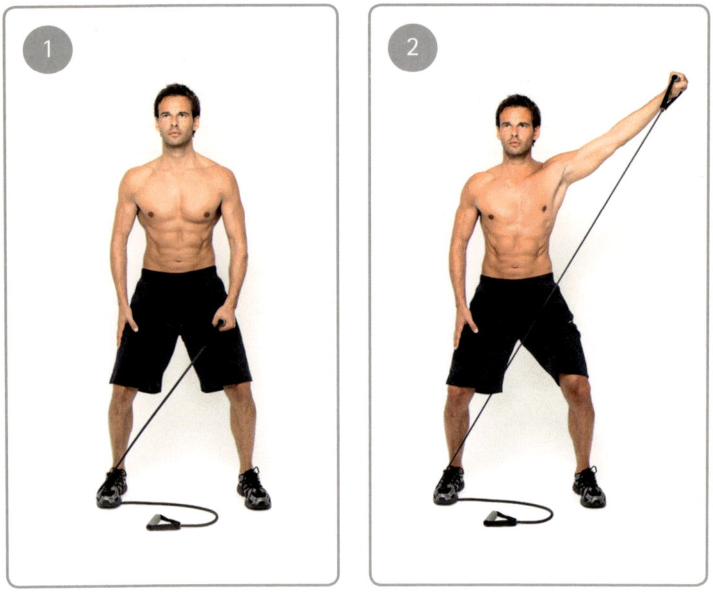

AUSFÜHRUNG:

Mit dem rechten Fuß auf die Mitte des Gummibandes stellen. Linke Hand greift das Ende des Bandes und hält das Band vor dem Körper. Jetzt das Ende des Gummibandes seitlich am Körper nach oben ziehen.

MUSKELFOKUS:

Seitliche Schulter

WICHTIG:

Bauchmuskulatur anspannen und Übung langsam ausführen.

9. AUFZUG (mit Gummiband) x 15

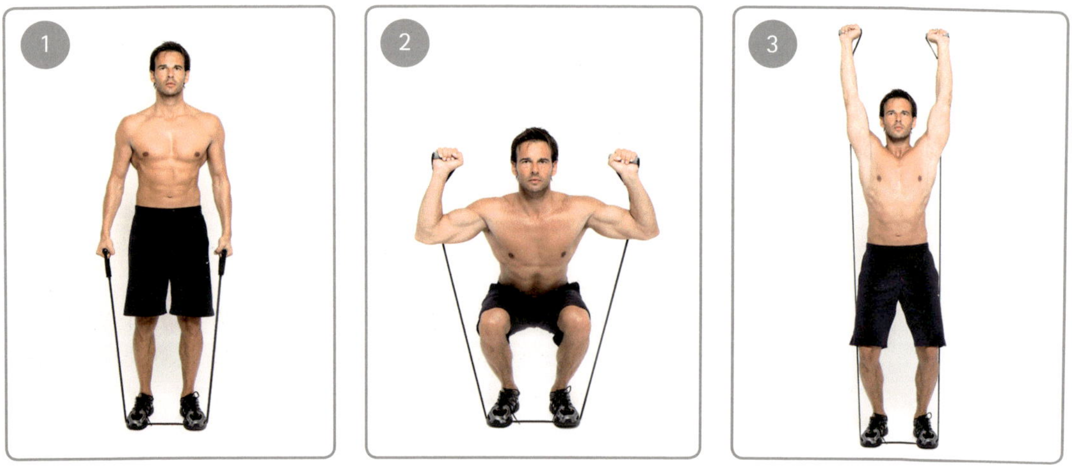

AUSFÜHRUNG:

Hüftbreiter Stand, Band unter die Füße klemmen, rechts und links die Enden greifen und auf Schulterhöhe bringen. Runter in die Kniebeuge, beim Aufrichten Hände über den Kopf nach oben drücken. Und wiederholen.

Diese Übung kann alternativ zum Gummiband auch mit Hanteln durchgeführt werden.

MUSKELFOKUS:

Oberschenkel, Gesäß und Schulter

10. FROSCH x 15

AUSFÜHRUNG:
Hüftbreiter Stand, Arme nach vorne ausstrecken und halten, runter in die Kniebeuge, nach oben springen – wieder in die Kniebeuge und 15 Mal wiederholen.

MUSKELFOKUS:
Oberschenkel und Gesäß

WICHTIG:
Arme bleiben andauernd nach vorne ausgestreckt.

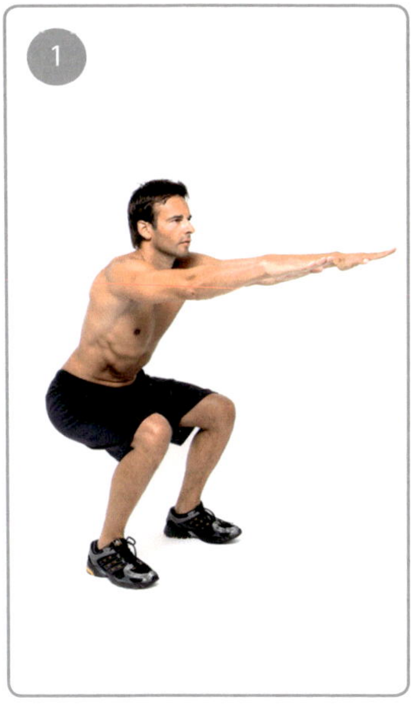

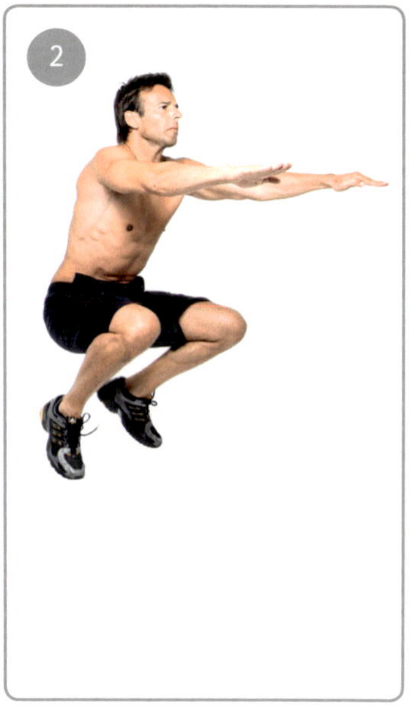

Nachdem du die letzte Übung absolviert hast, mach' 60 Sekunden Pause und wiederhole die Übungen noch zweimal von Beginn an.

Denk' daran

Lieber weniger Wiederholungen machen, anstatt die Übungen unsauber auszuführen und dir dabei Verletzungen zuzufügen. Sobald du nach vier Wochen in der KÖRPERSTOLZ®-STUFE 1 alle Wiederholungen mit Leichtigkeit schaffst, wird es Zeit für dich für den nächsten Schritt – KÖRPERSTOLZ®-STUFE 2.

KÖRPERSTOLZ®-STUFE 2

Du bist bereits die KÖRPERSTOLZ®-STUFE 1 gewohnt und bist bereit für den nächsten Schritt? Dann bist du hier richtig! Nachdem du vier Wochen die KÖRPERSTOLZ®-STUFE 1 absolviert hast, steigst du um auf die KÖRPERSTOLZ®-STUFE 2.

Die Übungen 1 bis 10 (Abfolge) werden hintereinander absolviert und anschließend noch einmal wiederholt. Die Zeitvorgabe für eine Abfolge beträgt als Richtwert in etwa 15 Minuten. Das bedeutet insgesamt 30 Minuten, plus Zeit zum Aufwärmen und am Schluss zum Dehnen. Los gehts!

Auf Seite 126 findest du die KÖRPERSTOLZ®-STUFE 2 auf einen Blick zusammengefasst – einfach zum Mitnehmen.

1. T-LIEGESTÜTZ x 10 pro Seite

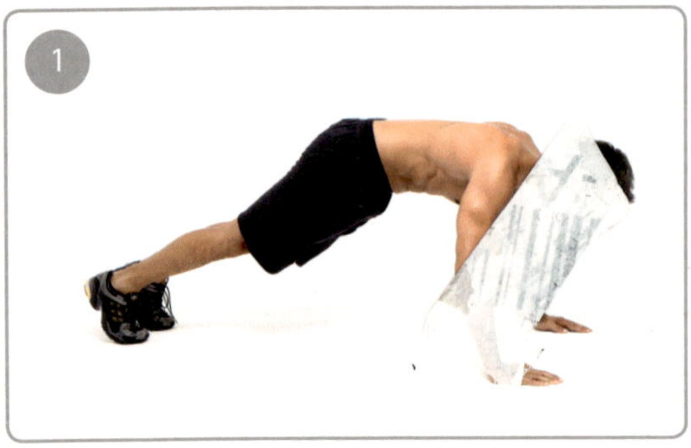

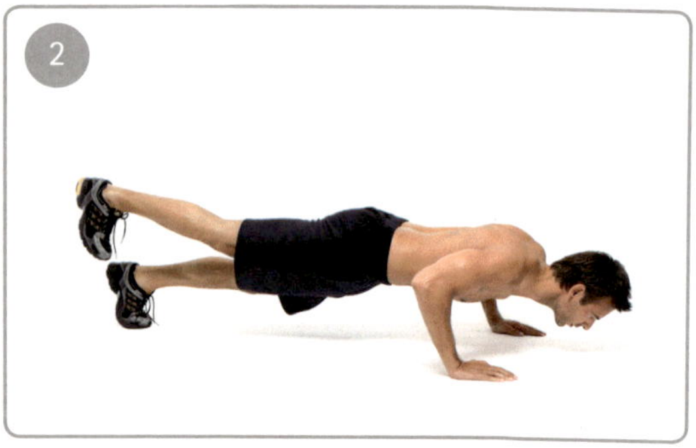

AUSFÜHRUNG:

Runter in den Liegestütz, Handflächen auf den Boden, beim Heruntergehen das rechte Bein heben. Beim Hochdrücken lege das angehobene, rechte Bein über das linke Bein und richte deinen Körper seitlich auf und strecke den rechten Arm zum Himmel – zurück in die Liegestützposition und die Übung spiegelverkehrt wiederholen.

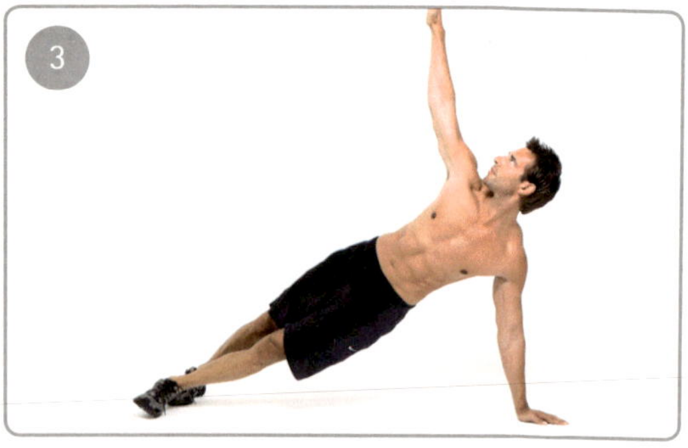

MUSKELFOKUS:

Brust, Trizeps, Rumpf

WICHTIG:

Kopf nicht in den Nacken legen, sondern in der Verlängerung zur Wirbelsäule halten.

2. SOLDAT x 30

AUSFÜHRUNG:
Breitbeiniger sicherer Stand. Beide Hände in den Nacken, runter in die Kniebeuge und wieder hoch. Stelle Dir vor du würdest dich auf einen Stuhl setzen und kurz davor gehst du wieder hoch.

MUSKELFOKUS:
Oberschenkel und Gesäß

WICHTIG:
Unterschenkel und Oberschenkel stehen beim Absenken im rechten Winkel. Die Knie dürfen nicht über die Fußspitzen gehen.

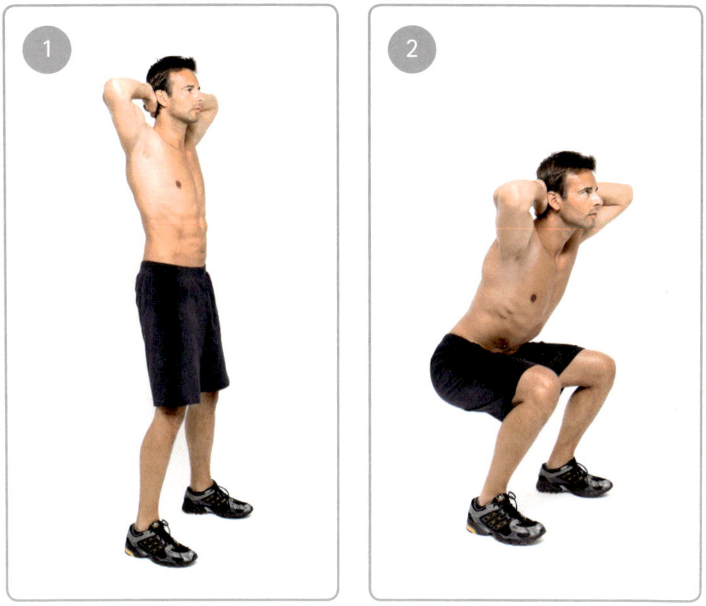

3. BAUCHBLINKER Teil 1, 15 pro Seite

AUSFÜHRUNG:
Beide Hände unter das Gesäß legen. Unterschenkel und Oberschenkel stehen im rechten Winkel zueinander. Danach geht das rechte Bein in Richtung Boden und kommt etwa 10 cm über dem Boden zum Stehen. Das andere angewinkelt lassen. Jetzt Wechsel: linkes Bein nach vorne absenken und das rechte angewinkelt lassen, dann Wechsel. Der untere Rücken liegt auf dem Boden auf. Pro Seite 15 Wiederholungen.

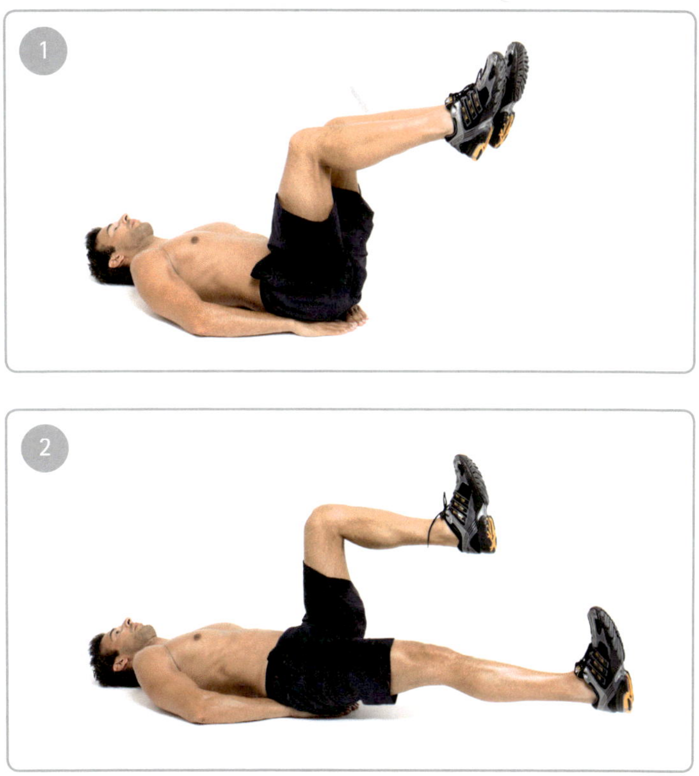

3. BAUCHBLINKER Teil 2, 15 pro Seite

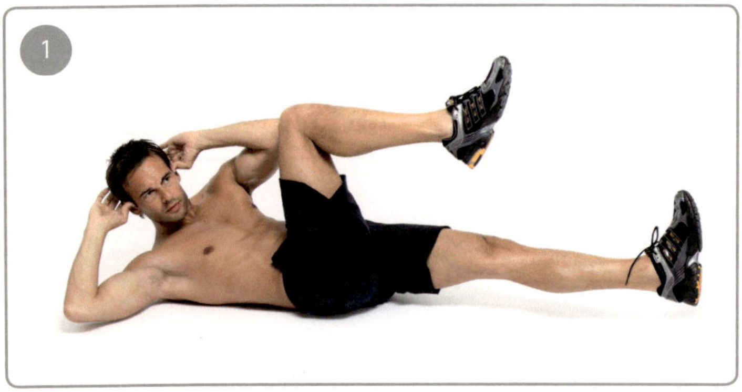

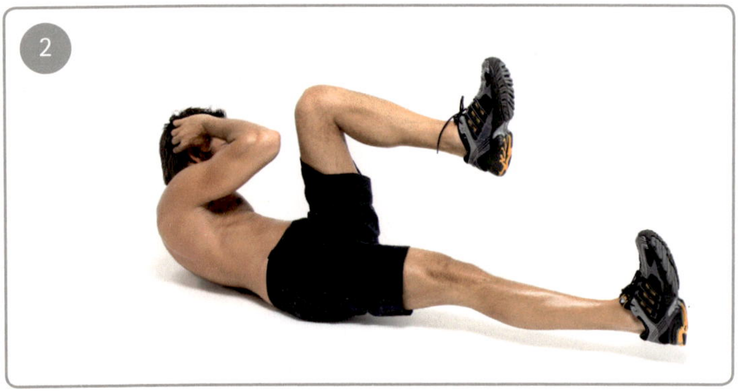

AUSFÜHRUNG:

Unterschenkel und Oberschenkel stehen im rechten Winkel zueinander. Oberkörper anheben und linker Ellenbogen geht zum rechten Knie. Zur gleichen Zeit wird das linke Bein ausgestreckt, geht in Richtung Boden und kommt etwa 10 cm über dem Boden zum Stehen – danach Übung spiegelverkehrt durchführen. Pro Seite 15 Wiederholungen

MUSKELFOKUS:

Bauch

WICHTIG:

Unterer Rücken liegt auf dem Boden, Hohlkreuz vermeiden.

4. KÖRPERBRETT 2. Grad (gesamt 60 Sekunden)

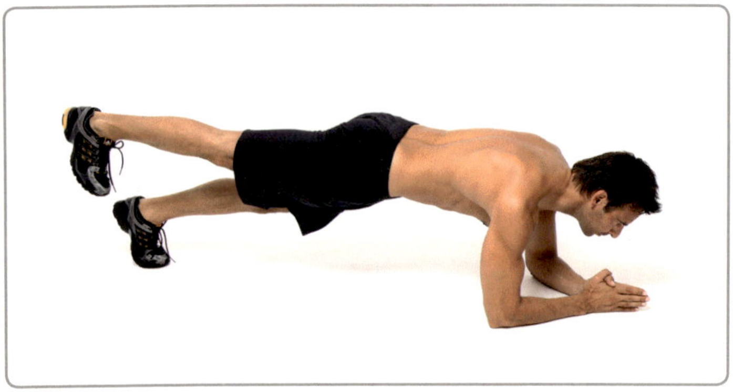

AUSFÜHRUNG:

In die Liegestütz-Position, dann Ellenbogen unterhalb der Schulter auf dem Boden positionieren. Bauchmuskulatur anspannen und darauf achten, dass du die Hüften dabei nicht absenkst. Jetzt rechtes Bein ca. 20 cm anheben und 10 Sekunden halten. Wechsel auf das linke Bein und ebenfalls 10 Sekunden halten – wieder Wechsel. Pro Seite drei Mal Bein heben.

MUSKELFOKUS: Bauch und Rumpf

WICHTIG:

Bauchmuskulatur anspannen und Hohlkreuz vermeiden.

Nach dem Körperbrett hast du dir 60 Sekunden Pause verdient.

5. AUFSTEIGER (mit Stuhl) 10 pro Seite

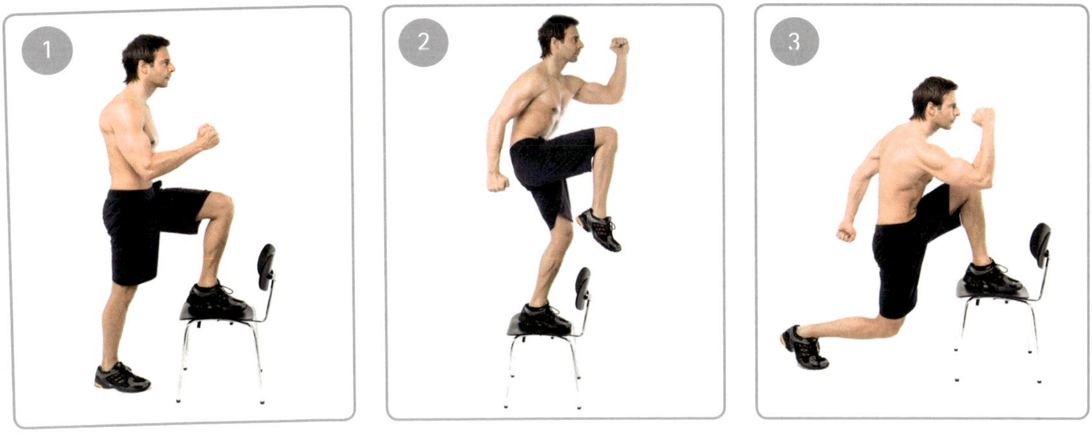

AUSFÜHRUNG:

Hüftbreiter Stand und Stuhl mit Sitzfläche zu dir ca. 20 cm vor dir positionieren. Linken Fuß auf dem Stuhl ablegen. Jetzt die Belastung auf das linke Bein bringen und auf den Stuhl steigen. Beim Aufsteigen den rechten Oberschenkel zur Brust ziehen. Danach rechtes Bein wieder zum Boden absenken und mit der rechten Fußspitze den Boden berühren. Nach Möglichkeit ohne abzustoßen Übung wiederholen. Die Belastung bleibt komplett auf dem linken Bein. Nach 10 Wiederholungen Beinwechsel.

MUSKELFOKUS:

Oberschenkel, Gesäß und Rumpf

WICHTIG:

Übung langsam und ohne Schwung ausführen.

6. APPLAUS x 10

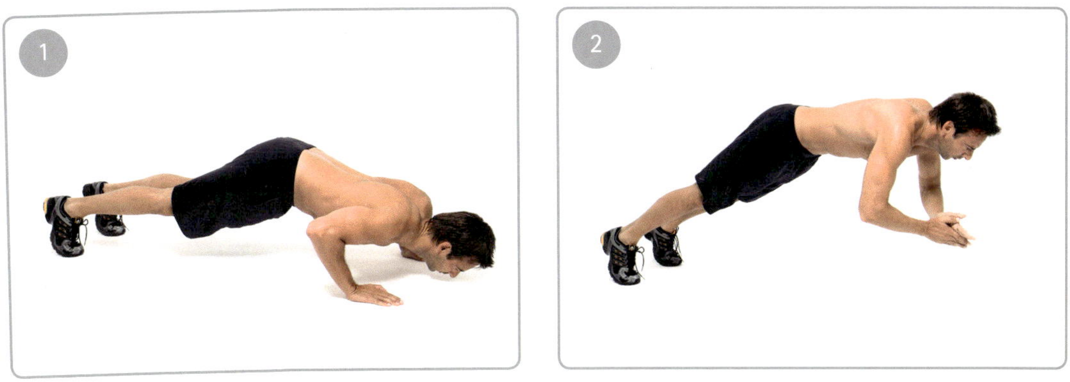

AUSFÜHRUNG:

In die Liegestütz-Position, Handflächen auf den Boden. Hinunter in den Liegestütz und beim Hochdrücken kräftig abstoßen, in die Hände klatschen und wieder in der Liegestütz-Position landen.

MUSKELFOKUS:

Brust, Trizeps und Bauch

WICHTIG:

Leichte Erhöhung des Gesäßes, Hohlkreuz vermeiden, Bauchmuskulatur anspannen.

7. FLIEGENDER KATHOLIK x 15 pro Seite

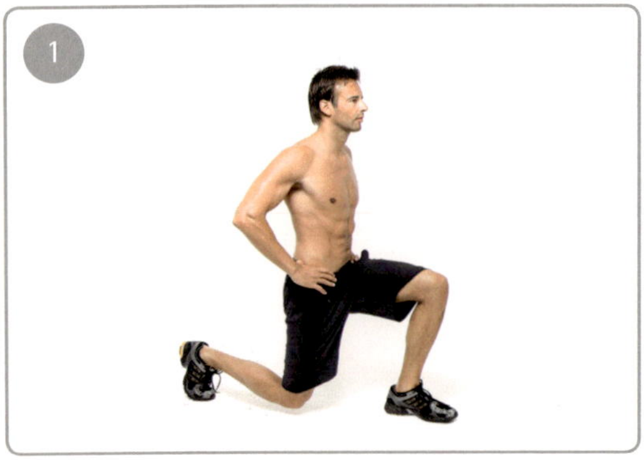

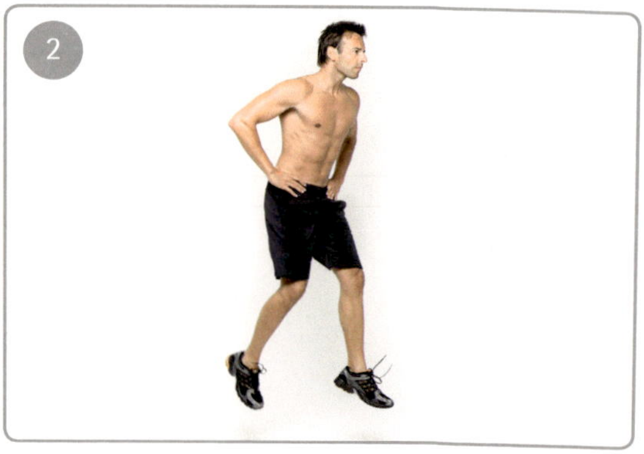

AUSFÜHRUNG:

Hüftbreiter Stand, mit dem linken Fuß einen großen Schritt nach vorn machen und in den Ausfallschritt hinab senken, bis du mit beiden Beinen im rechten Winkel stehst. Dann abstoßen und in der Luft die Positionen der Beine wechseln. Jetzt befindet sich der rechte Fuß vorne und das linke Bein hinten. Übung pro Seite 15 Mal wiederholen.

MUSKELFOKUS:

Gesäß und Oberschenkel

WICHTIG:

Oberkörper gerade, Hände in die Hüften. Die Knie gehen nicht über die Fußspitzen.

Mach' nach der Übung 60 Sekunden Pause!

8. BRÜCKE (mit Stuhl) x 20

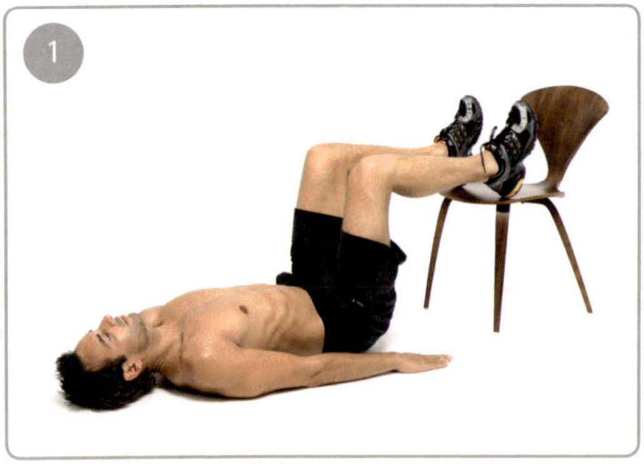

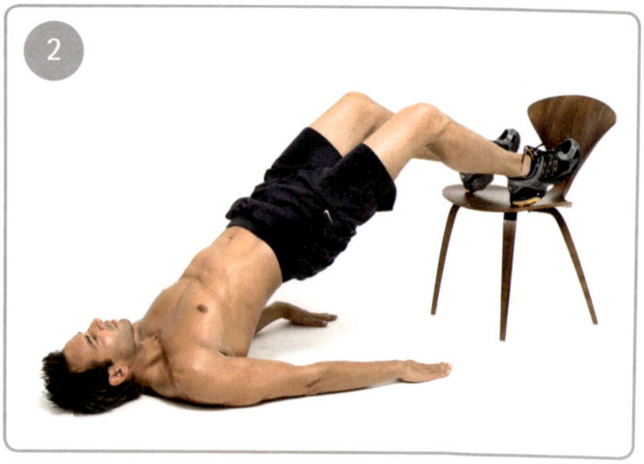

AUSFÜHRUNG:

Auf den Rücken legen, Fersen auf einer Erhöhung (z.B. Stuhl) ablegen. Unterschenkel und Oberschenkel stehen im rechten Winkel zueinander. Jetzt das Becken nach oben drücken und wieder langsam senken.

MUSKELFOKUS: Gesäß und Oberschenkel

WICHTIG:

Beim Absenken des Beckens darf das Gesäß nicht den Boden berühren.

9. ADLER (mit Gummiband) x 20

AUSFÜHRUNG:
Breitbeiniger, sicherer Stand, stehe mittig auf dem Gummiband. Umfasse beide Enden und strecke beide Arme seitlich aus. Bringe Spannung auf das Band und ziehe beide Enden bis auf Schulterhöhe hoch und lasse sie langsam wieder nach unten sinken.

MUSKELFOKUS:
Schultern

WICHTIG:
Bauchmuskulatur anspannen, Arme stets gestreckt halten, Spannung auf dem Band halten.

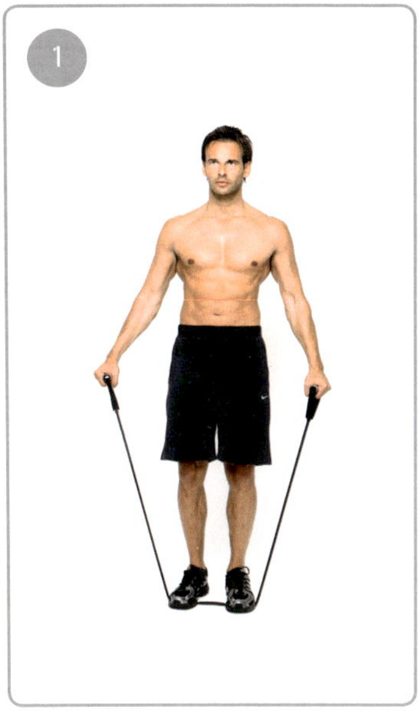

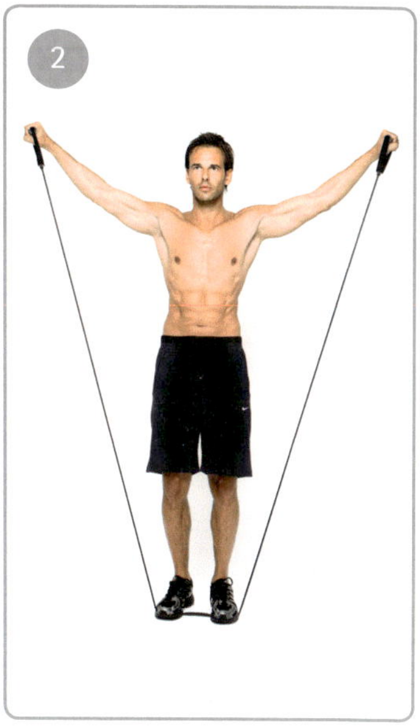

10. NACHSITZEN (60 Sekunden halten)

AUSFÜHRUNG:
Mit dem Rücken an die Wand lehnen und Sitzposition einnehmen. Unterschenkel und Oberschenkel stehen im rechten Winkel zueinander. Jetzt 60 Sekunden halten.

MUSKELFOKUS:
Gesäß und Oberschenkel

WICHTIG:
Unteren Rücken fest an die Wand drücken.

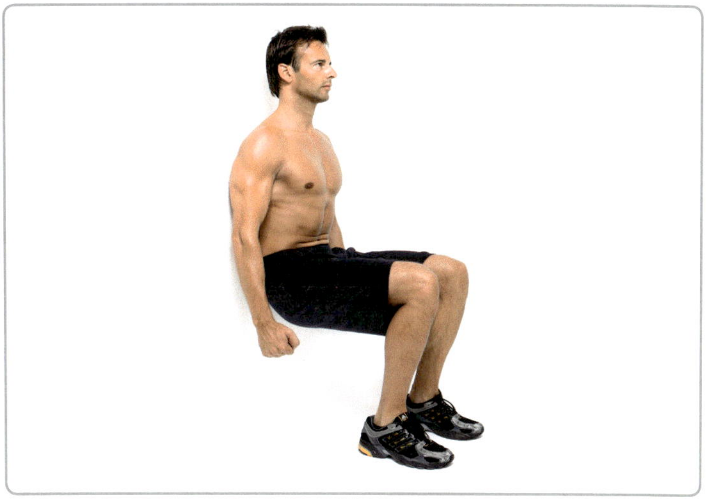

Gönn‘ dir 60 Sekunden Pause und wiederhole noch einmal die Übungen 1 bis 10.

Hast du einen Monat lang KÖRPERSTOLZ®-STUFE 2 trainiert und fühlst dich richtig fit? Gratuliere! Dann kannst du die letzte STUFE von KÖRPERSTOLZ® in Angriff nehmen.

KÖRPERSTOLZ®-STUFE 3

Respekt! Du willst es wirklich wissen. Ab der neunten Woche geht´s in den Endspurt – es folgt KÖRPERSTOLZ®-STUFE 3:
Die Übungen 1 bis 10 (Abfolge) werden hintereinander absolviert und anschließend noch einmal wiederholt. Die Zeitvorgabe für eine Abfolge beträgt als Richtwert in etwa 15 Minuten. Das bedeutet insgesamt 30 Minuten, plus Zeit zum Aufwärmen und am Schluss zum Dehnen. Auf Seite 127 findest du die KÖRPERSTOLZ®-STUFE 3 auf einen Blick zusammengefasst – einfach zum Mitnehmen.

1. TAUCHER x 15

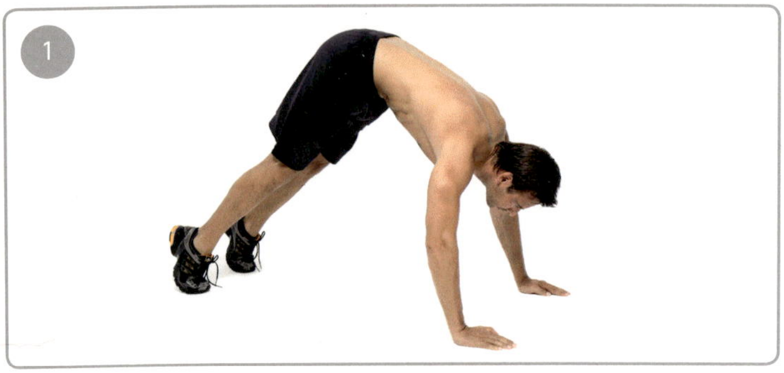

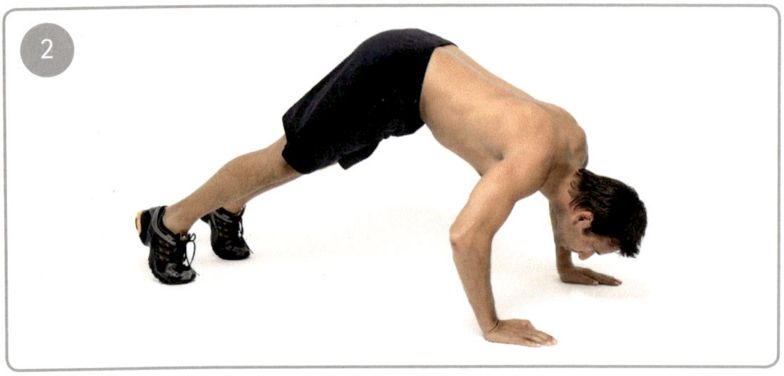

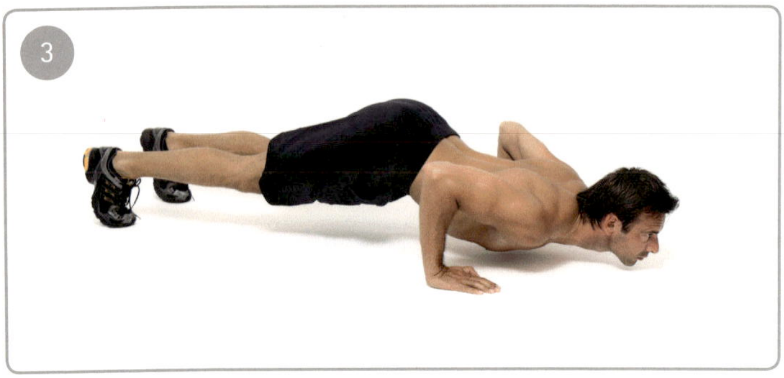

AUSFÜHRUNG:

In die Liegestütz-Position, Handflächen auf den Boden. Gesäß in die Höhe und Beine ausstrecken. Jetzt langsam hinunter gehen und kurz bevor die Nase den Boden berührt, Körper nach vorne schieben, Gesäß herab lassen und nur den Oberkörper wieder aufrichten. Stell dir vor du würdest unter einer imaginären „Limbo-Stange" durch tauchen. Kurz halten und wieder in die Ausgangsposition zurück.

MUSKELFOKUS:

Brust, Trizeps und Bauch

WICHTIG:

Leichte Erhöhung des Gesäßes, Hohlkreuz vermeiden, Bauchmuskulatur anspannen.

2. SCHERE x 15 pro Seite

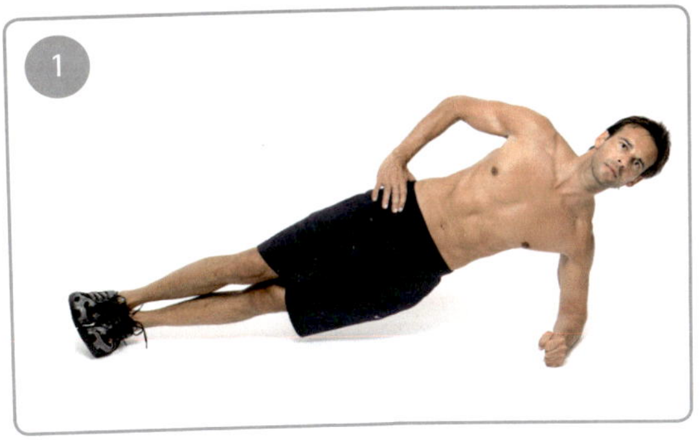

AUSFÜHRUNG:

Du liegst auf der linken Seite. Das Gewicht ist auf dem linken Ellenbogen und dem linken Außenfuß. Das Becken wird nach oben gedrückt, so dass dein Körper eine Linie bildet. Jetzt rechtes Bein ca. 40 cm langsam anheben und wieder langsam senken. Nach 15 Wiederholungen Seitenwechsel.

MUSKELFOKUS:

Bauch und Rumpf

WICHTIG:

Bauchmuskulatur anspannen.

3. LEGIONÄR x 15

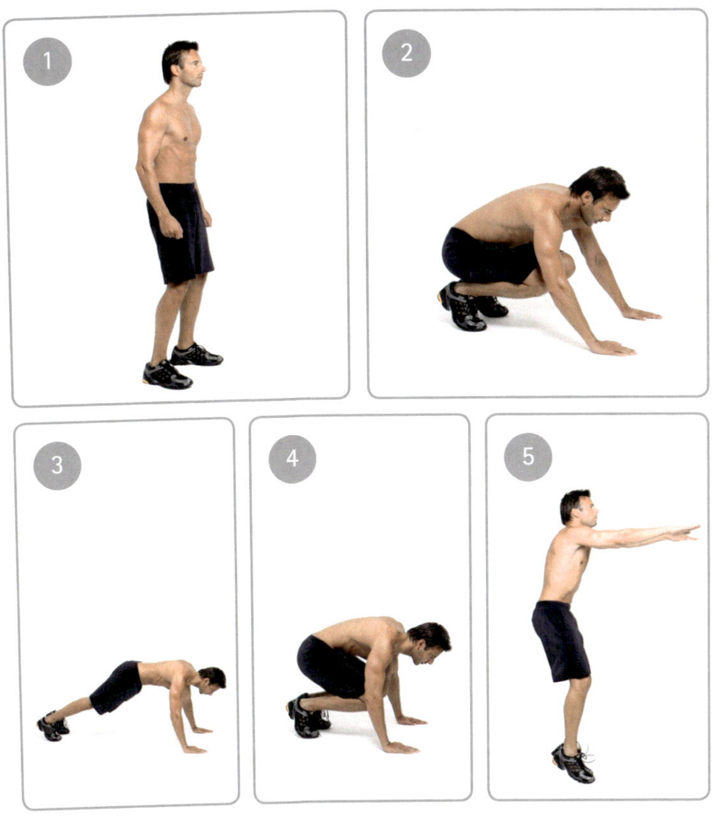

AUSFÜHRUNG:

Hüftbreiter, sicherer Stand, runter in die Hocke gehen und mit beiden Händen vor den Knien auf dem Boden abstützen. Jetzt mit den Beinen in die Liegestütz-Position und sofort wieder zurück in die Hocke-Position springen. Dann einen Strecksprung in die Höhe und gleichzeitig die Arme nach vorne ausstrecken. Nach der Landung Übung wiederholen.

MUSKELFOKUS:

Bauch, Rumpf, Schulter, Gesäß und Oberschenkel

WICHTIG:

Bauchmuskulatur anspannen und Hohlkreuz vermeiden.

4. RÜCKEN DRÜCKEN (mit 2 Stühlen) x 15

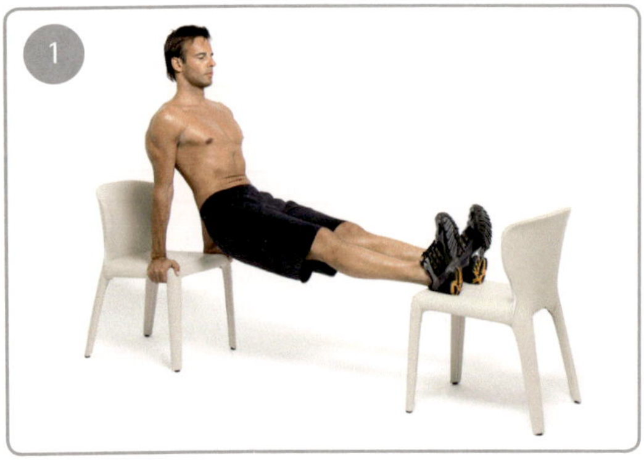

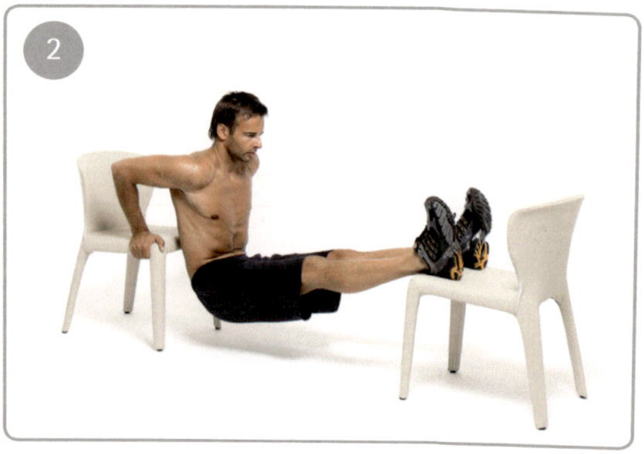

AUSFÜHRUNG:

2 Stühle in gegenüberliegender Sitzrichtung positionieren. Auf dem einen Stuhl beide Fersen ablegen und auf dem anderen Stuhl mit beiden Handflächen abstützen. Je nach Körpergröße den Abstand der Stühle anpassen. Nun Körper senken bis die Oberarme und Unterarme im rechten Winkel zueinander stehen. Jetzt wieder nach oben drücken.

MUSKELFOKUS:

Trizeps

WICHTIG:

Beim „Nach-oben-Drücken" die Arme immer leicht angewinkelt lassen und nicht ganz durchstrecken.

Mach‘ 60 Sekunden Pause!

5. SPINNE x 10 pro Seite

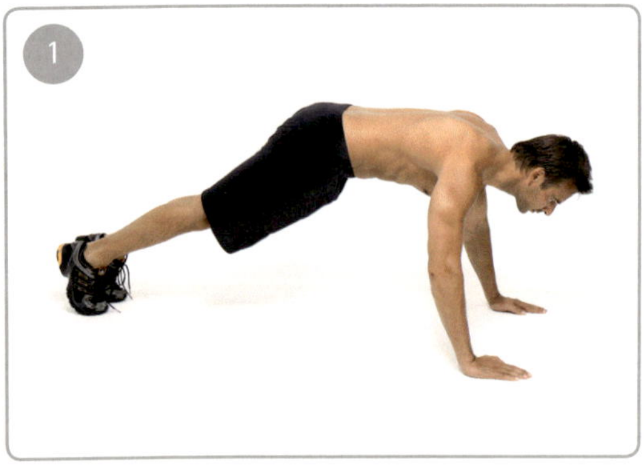

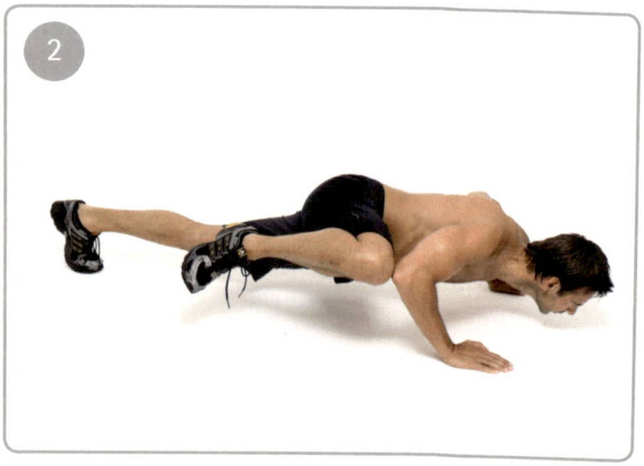

AUSFÜHRUNG:

In die Liegestütz-Position. Zeitgleich beim Heruntergehen rechtes Bein anziehen, so dass sich die rechte Kniescheibe und der rechte Ellenbogen fast berühren. Danach Körper nach oben drücken und rechtes Bein wieder in die Ausgangsposition bringen. Jetzt Wechsel zum linken Bein.

MUSKELFOKUS:

Brust, Trizeps und Bauch

WICHTIG:

Leichte Erhöhung des Gesäßes, Hohlkreuz vermeiden, Bauchmuskulatur anspannen.

6. KÖRPERBRETT 3. Grad (60 Sekunden gesamt)

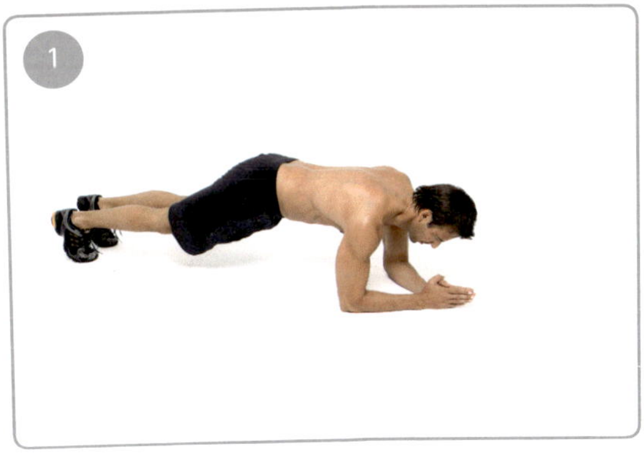

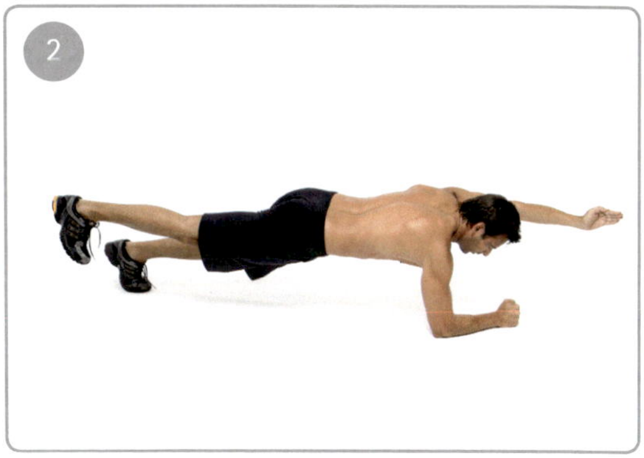

AUSFÜHRUNG:

In die Liegestütz-Position, dann Ellenbogen unterhalb der Schulter auf dem Boden positionieren. Bauch anspannen und darauf achten, dass du die Hüften dabei nicht absenkst. Jetzt rechtes Bein ca. 20 cm anheben und zeitgleich linken Arm nach vorne ausstrecken und ca. 20 cm über dem Boden halten. Wechsel – pro Seite Bein und Arm 3 x anheben (jeweils für 10 Sekunden).

MUSKELFOKUS:

Bauch, Rumpf und Schulter

WICHTIG:

Leichte Erhöhung des Gesäßes, Hohlkreuz vermeiden, Bauchmuskulatur anspannen.

7. KICKER x 12 pro Seite

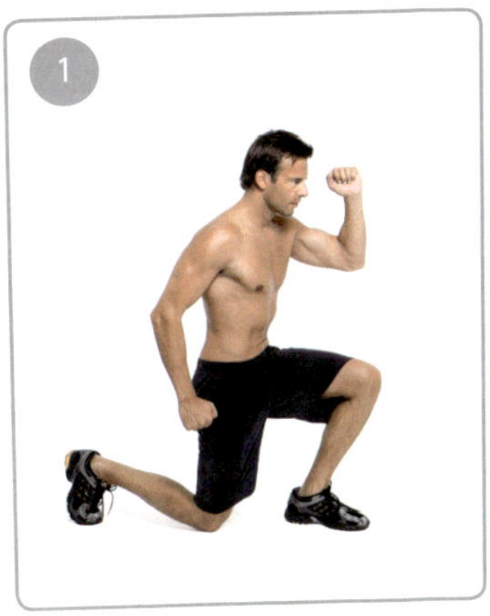

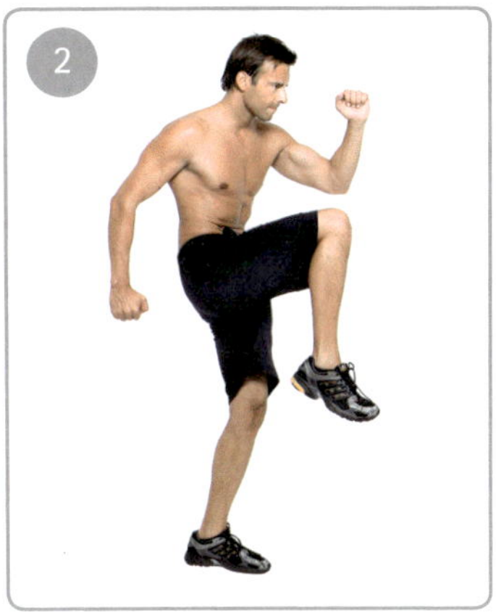

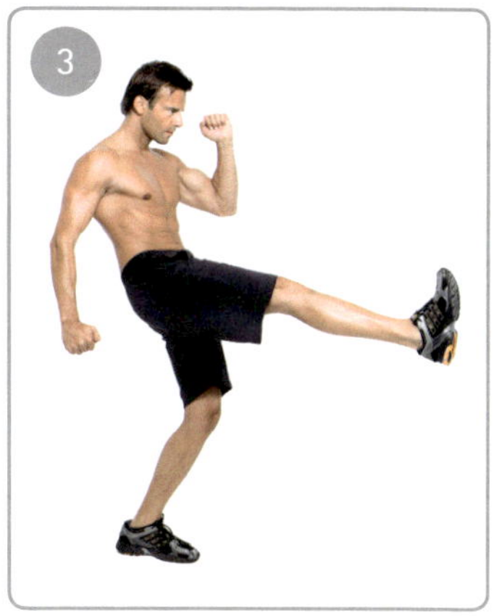

AUSFÜHRUNG:

Versetzter, sicherer Stand - linkes Bein vorne, rechtes Bein hinten. Jetzt mit dem rechten Fuß abstoßen, Belastung auf das linke Bein bringen und rechten Oberschenkel an die Brust ziehen. Rechtes Bein nach vorne kicken und wieder zurück in die Ausgangsposition ziehen. Nach 12 Wiederholungen Seitenwechsel.

MUSKELFOKUS:

Bauch, Oberschenkel und Gesäß

WICHTIG: Übung in 3 Schritte einteilen. Abstoßen, anziehen, kicken.

Gönn' dir nach dem Kicker 60 Sekunden Pause!

8. PICK NICK x 15 pro Seite

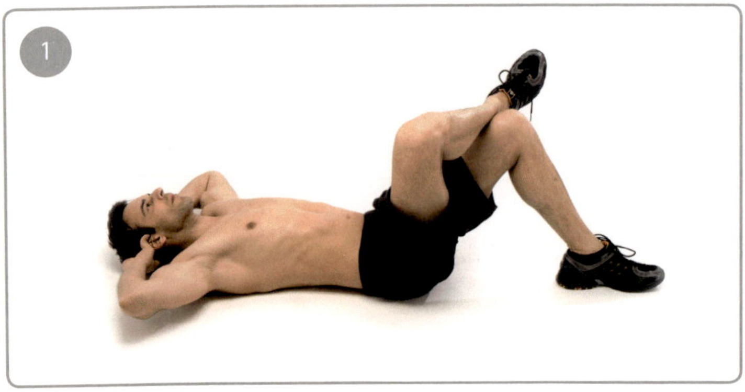

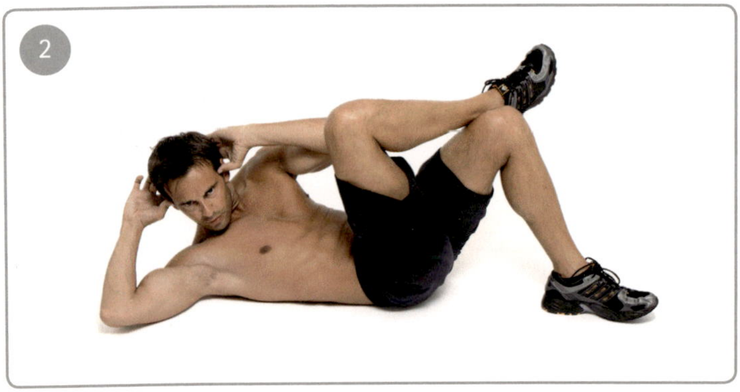

AUSFÜHRUNG:

Auf dem Rücken liegend, Hände an die Schläfe und Ellenbogen nach außen drehen. Beide Beine anwinkeln und rechtes Bein über das linke legen, sodass der rechte Knöchel auf dem linken Oberschenkel aufliegt. Jetzt Oberkörper anheben und linken Ellenbogen zum rechten Knie führen. Danach wieder absenken und nach 15 Wiederholungen Seitenwechsel.

MUSKELFOKUS:

Bauch

WICHTIG:

Den unteren Rücken fest auf den Boden pressen.

9. HÄNDE HOCH (mit Gummiband) x 15

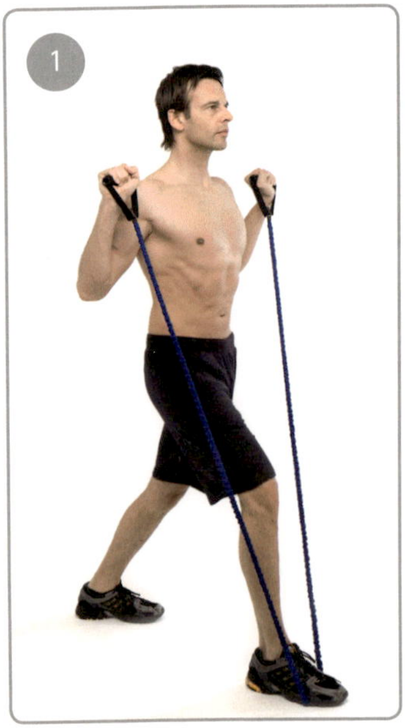

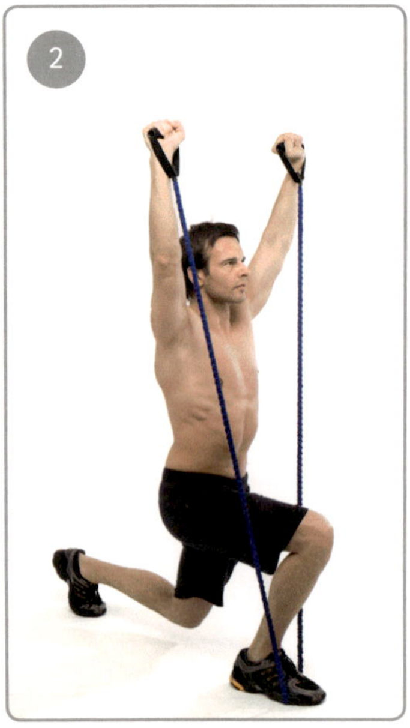

AUSFÜHRUNG:

Ausfallschritt mit rechtem Bein nach vorne. Das Gummiband mittig unter dem rechten Fuß, die Enden umfassen und auf Schulterhöhe bringen. Hinteres Knie beugen. Bei der Aufwärtsbewegung Hände nach oben drücken. Bei der Abwärtsbewegung die Hände wieder auf Schulterhöhe bringen. Nach 15 Wiederholungen Seitenwechsel.

MUSKELFOKUS:

Bauch, Oberschenkel, Gesäß, Schulter

WICHTIG:

Die Knie gehen nicht über die Fußspitzen hinaus, aufrechte Haltung und Bauch anspannen.

10. HYDRANT x 15

AUSFÜHRUNG:

Hinunter auf die Knie und Handflächen auf den Boden. Unterschenkel und Oberschenkel stehen im rechten Winkel. Strecke dein rechtes angewinkeltes Bein seitlich aus und halte es 30 Sekunden. Danach streckst du dein linkes angewinkeltes Bein seitlich aus und hältst es ebenfalls 30 Sekunden.

MUSKELFOKUS:

Gesäß

WICHTIG:

Bauchmuskulatur anspannen und Hohlkreuz vermeiden.

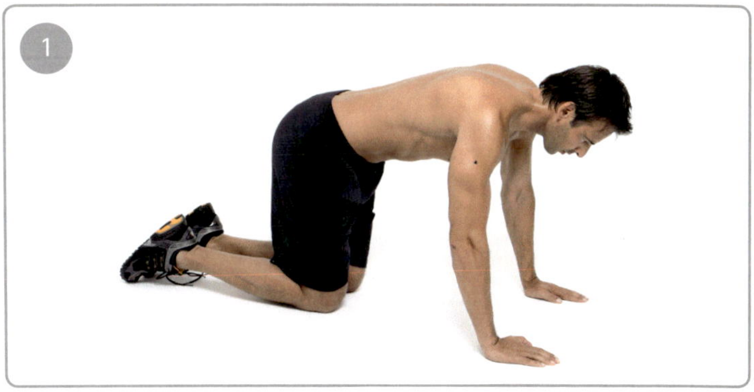

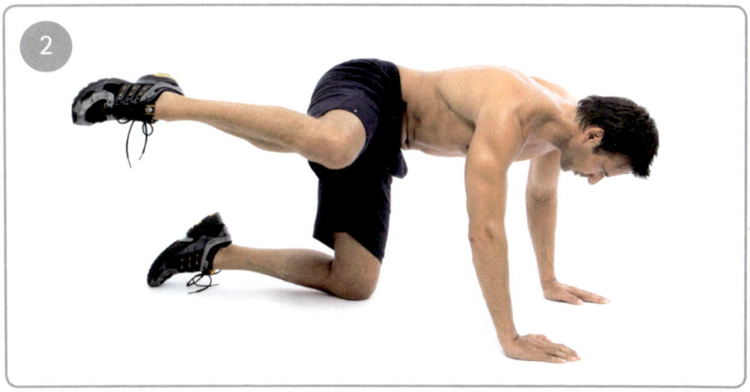

Mach‘ nach 60 Sekunden Pause und wiederhole die Übungen 1 bis 10 noch einmal.

Robert Cavar: „Ein Wahnsinns Körpergefühl – am Strand, im Anzug oder wo auch immer.“

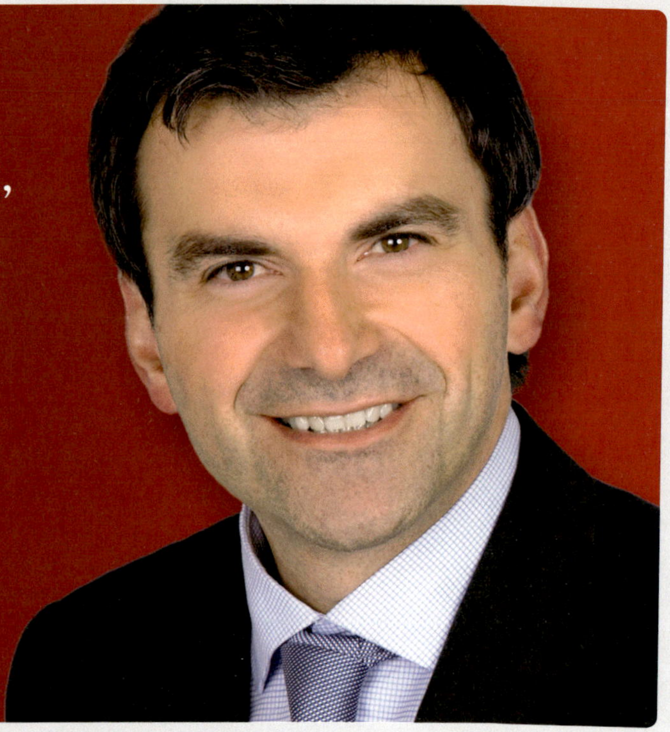

Es war kurz nach Weihnachten. Wie bei solchen Feiertagen üblich, isst und trinkt man gut und vor allem reichhaltig. Im Sommer davor, ein Kroatienurlaub, das kulinarisch ähnliche Bild.
Soweit so gut, jedoch war ich in dieser gesamten Zeitspanne in Reichweite eines 30er Body Mass Index („BMI"), mit anderen Worten, bei 192 cm Körpergröße und 109 kg Gewicht keine Kennzahlen, die nachhaltiges Wohlbefinden am Strand oder auch bei der Arbeit im Anzug erzeugen.
Mangelnde Bewegung, falsche Ernährung und meine zeitintensive Vertriebsarbeit mussten als Gründe herhalten.

In einem Gespräch mit meinem ehemaligen Arbeitskollegen Alex erwähnte er, dass er in einem Mix aus Kraft- und Ausdauertraining sowie bewusster Ernährung gut in Form gekommen sei. Als ich ihm begegnete, war das mehr als offensichtlich, aber als ich seine Fotodokumentation sah, war ich wirklich beeindruckt.
Ich wollte wissen, wie es funktioniert! Alex freute sich über mein Interesse, gab mir einen groben Überblick über das KÖRPERSTOLZ®-Projekt und stellte die entscheidende Frage: „Willst du wirklich?". Natürlich wollte ich! Aber Alex bestand darauf, dass ich noch einmal darüber schlafe, bevor er mir das KÖRPERSTOLZ®-Programm näherbrachte.

Roberts Körpermessdaten

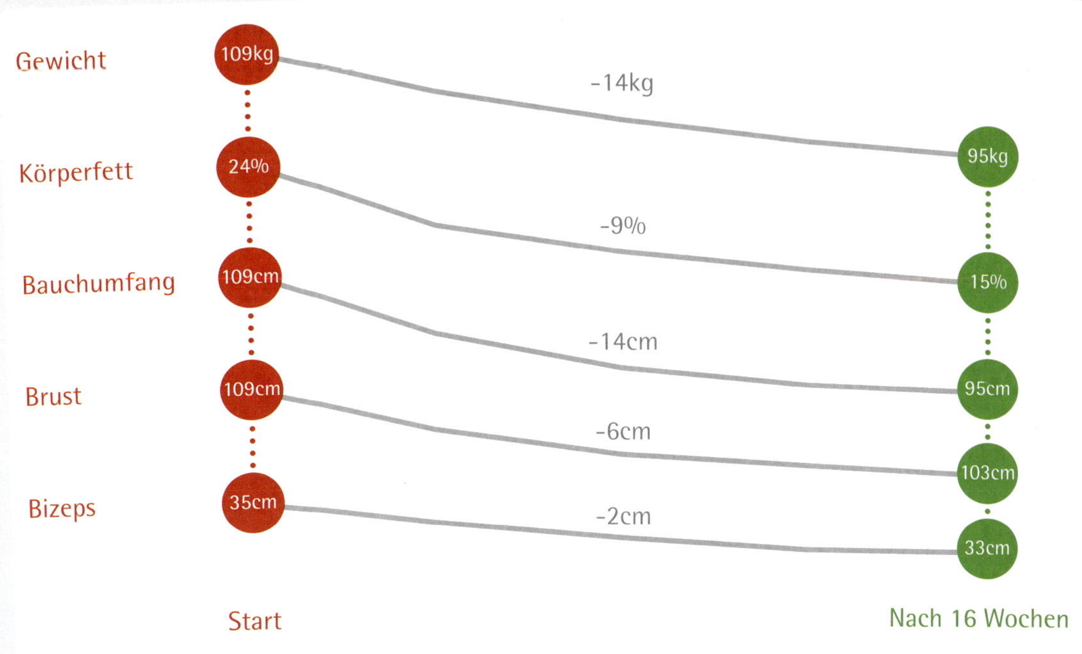

Robert vor ... ... und nach 4 Monaten KÖRPERSTOLZ®

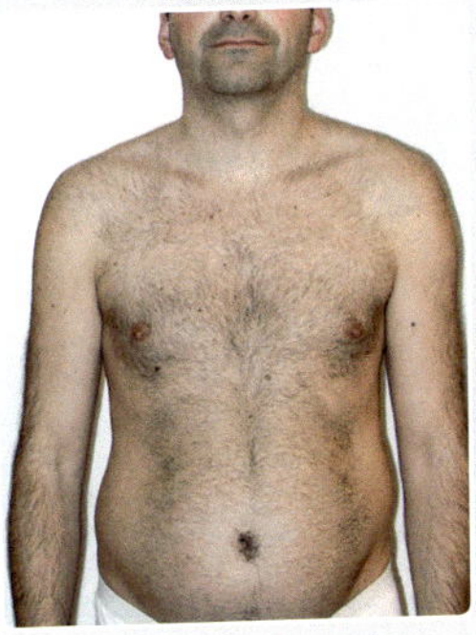

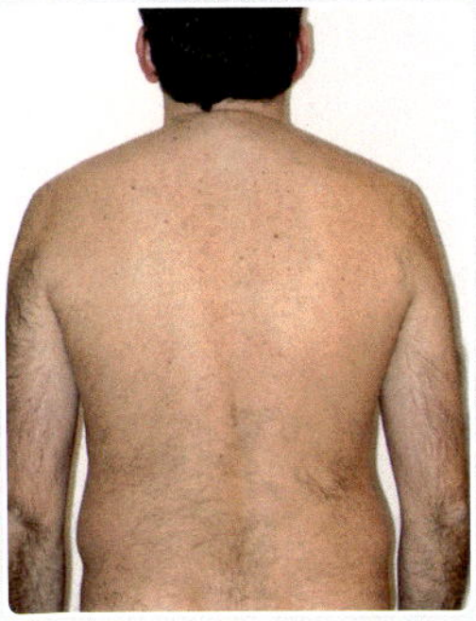

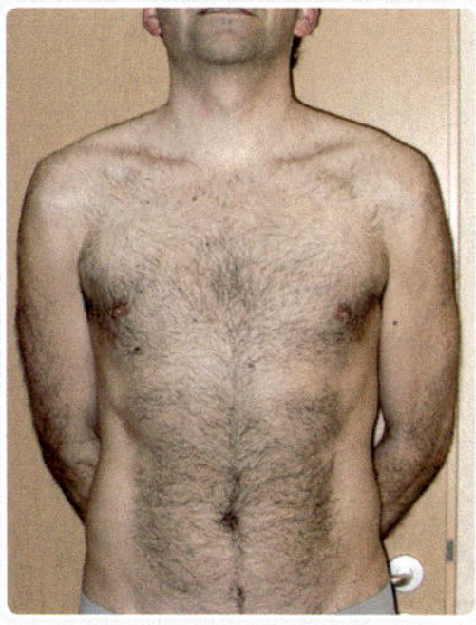

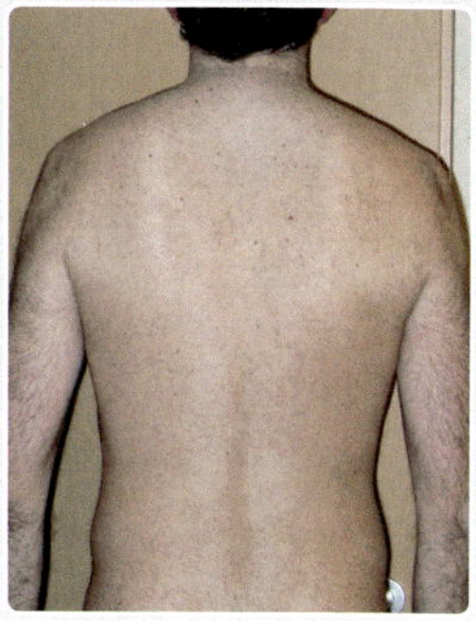

Robert reduzierte sein Körpergewicht in nur 4 Monaten um 14 kg.

Nun nur 4 Monate später habe ich trotz anfänglicher Zweifel, ob ich das Training durchhalte, 14 kg Gewicht verloren und schaffe 30! Liegestütze. Ich bin richtig stolz auf mich!

Meine Entscheidung, das Programm langfristig anzulegen, veränderte das Ernährungsverhalten nachhaltig zum Positiven. Kein gefürchteter Jo-Jo-Effekt in Sicht! Ich freue mich auf weitere Monate mit diszipliniertem Training und das gute Körpergefühl, am Strand oder wo auch immer.

Vielen Dank, Alex! Ich hoffe, du kannst noch viele Menschen motivieren und ihnen dabei helfen, sich in Form zu bringen.

Expertise von Sportmediziner Dr. med. Eduard Erdeljac

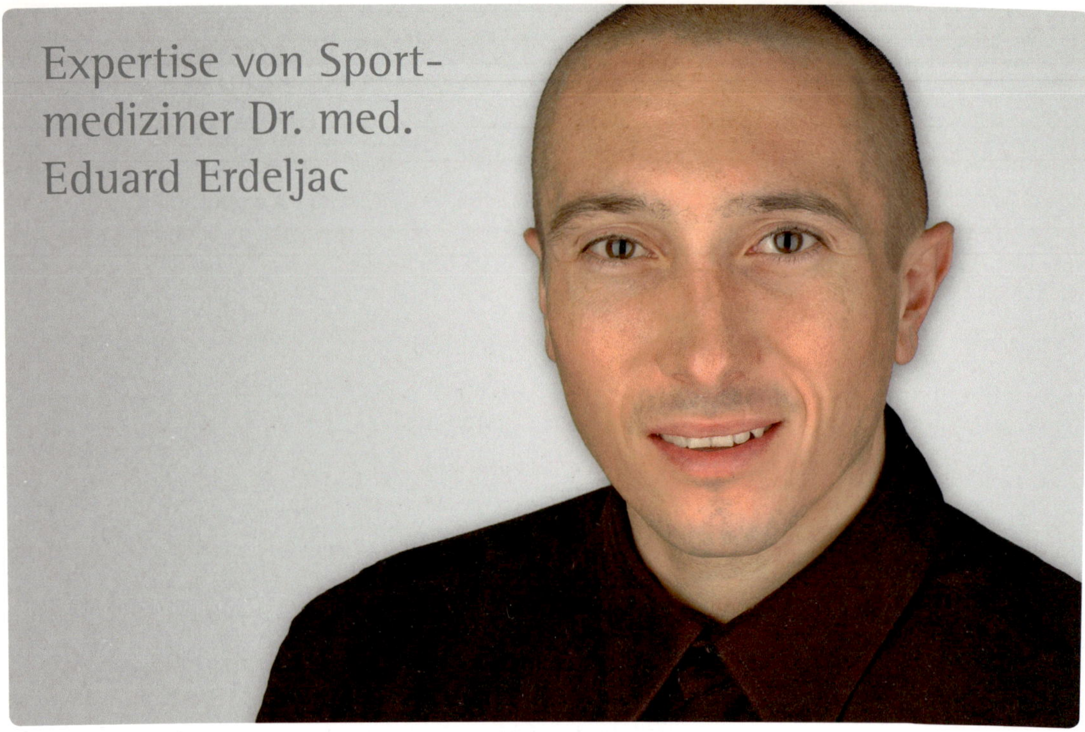

Dr. med Erdeljac ist seit 7 Jahren Arzt im Fachbereich Orthopädie mit Subspezialisierung für Sportorthopädie. Zusätzlich seit 1992 Fitnesstrainer mit B-Lizenz des DBKV (Deutscher Bodybuilding und Kraftsportverband) und seit über 20 Jahren begeisterter Fitnesssportler.

Ich kenne Michael Dapp schon seit über acht Jahren über einen gemeinsamen Freund, mit dem wir beide damals ab und zu zusammen trainiert haben. Wir haben uns seitdem immer wieder hauptsächlich im Fitnessstudio und gelegentlich auch mal beim Ausgehen getroffen. Vor ein paar Monaten überraschte mich Michael mit einem Anruf und schilderte mir sein Konzept KÖRPERSTOLZ®. Er fragte mich, ob ich Lust hätte, aus der Perspektive eines Arztes einen Kommentar dazu zu verfassen.

Nach einem ersten Treffen bei einem Kaffee beschlossen wir gleich zur Sache zu kommen und das KÖRPERSTOLZ®-Programm orthopädisch und sportphysiologisch in der Praxis mal genauer unter die Lupe zu nehmen. Wir sind alle Übungen im Einzelnen durchgegangen und haben die Übungsanleitungen und Bewegungsausführungen, wo es nötig war, verbessert oder im Sinne einer gelenkschonenderen Variante modifiziert.

Im Allgemeinen sind aus meiner Sicht bei korrekter Ausführung alle Übungen sowohl für langjährige Sportfreaks als auch für den fitness-unerfahrenen Schreibtischtäter uneingeschränkt geeignet und einfach erlernbar. Es sind keine neuerfundenen oder experimentellen Übungen, sondern seit Jahren bewährte und von den besten Personaltrainern und Sportphysiologen angewandte und entwickelte Übungen.

Als wichtigste Eckpunkte betrachte ich als Orthopäde die korrekte Körperhaltung mit einer physiologischen (d. h. natürlichen) Stellung von Becken und Wirbelsäule/Rumpf während der Ausführung der Übungen. Die Beugemuskeln in diesem Bereich (hauptsächlich die Bauchmuskulatur) und die Streckmuskulatur (hauptsächlich die tiefen Rückenstrecker) sollten unter ausbalancierter rumpfstabilisierender Anspannung während eines Übungsdurchlaufes stehen. Eine Überstreckung (Hyperlordose oder umgangssprachlich Hohlkreuz) sowie eine übermäßige Vorbeuge (Hyperkyphose oder tiefer Rundrücken) sollten unbedingt vermieden werden. Das Ziel ist eine Stabilisierung der Wirbelsäule in natürlicher physiologischer Stellung und somit eine gleichmäßige Belastung und Kraftübertragung auf die Bandscheiben. Für die Bauch- oder Rückenübungen wird diese Position unter Anspannung nur der Bauchmuskeln bei den Bauchübungen und der Rückenstrecker bei den unteren Rückenübungen bewusst aufgegeben, jedoch durch die Körperlage im Liegen durch den Boden ausreichend gestützt. Bei den Beinübungen ist die Kraftrichtung (Schwerpunkt der Körpers über dem Boden bei Bodenübungen wie zum Beispiel einer Kniebeuge) zu beachten. Es sollte immer ausbalanciert zwischen Ferse und Fußballen über der Körpermitte sein. Bei der Übung „Nachsitzen" gilt dies ebenso. Das Lot des Körperschwerpunktes liegt in diesem Fall zwar hinter den Fersen, die Kraftrichtung wirkt jedoch schräg gegen die Wand und sollte durch Anspannung der Beinmuskulatur genau zwischen Ferse und Fußballen ausbalanciert sein. Die genauen Anleitungen für die verschiedenen Übungen sollten den jeweiligen Abschnitten im Buch entnommen werden.

Mich hat das Konzept KÖRPERSTOLZ® sofort überzeugt und ich kann es jedem weiterempfehlen der seine Figur und Fitness auf gesunde Weise verbessern will. Es bietet eine völlige Unabhängigkeit von einem Fitnesstudio bei optimaler Einsetzbarkeit an fast jedem Ort (Urlaub, Hotel, im Freien usw ...).

KÖRPERSTOLZ-ERNÄHRUNG

Der KÖRPERSTOLZ®-Ernährungsplan ist eine Symbiose aus eiweißreicher und kohlenhydratarmer Ernährung, die sich bewusst von herkömmlichen, temporären Diäten unterscheidet. Das Kapitel informiert dich darüber, wie du deine Ernährung einfach und schmackhaft umstellen und so dauerhaft dein Wunschgewicht halten kannst.

KÖRPERSTOLZ®-Ernährung

Der KÖRPERSTOLZ®-Ernährungsplan wird zusammen mit dem KÖRPERSTOLZ®-Training zu einem großartigen Ergebnis führen. Das KÖRPERSTOLZ®-Programm ist eine Symbiose aus sportlicher Betätigung und der richtigen Ernährung.

In dem KÖRPERSTOLZ®-Programm werden wir bewusst darauf verzichten, dir viele ernährungsphysiologische und medizinische Hintergründe zu vermitteln, da wir dies lieber professionellen Ernährungswissenschaftlern und spezialisierten Medizinern überlassen. Für uns ist es wichtig, dir den realistischen Weg zum Erfolg aufzuzeigen, den die Erfolgsgeschichten und Ergebnisse von uns und unseren Probanden belegen.

Um dies umzusetzen, sollten wir die grundlegenden Punkte der Ernährung ansprechen. Worum geht es genau bei den Kohlenhydraten, Fetten und dem Eiweiß bzw. in welchen Nahrungsmitteln finden wir diese? Und wieso ist eine bewusste Ernährung sinnvoll?

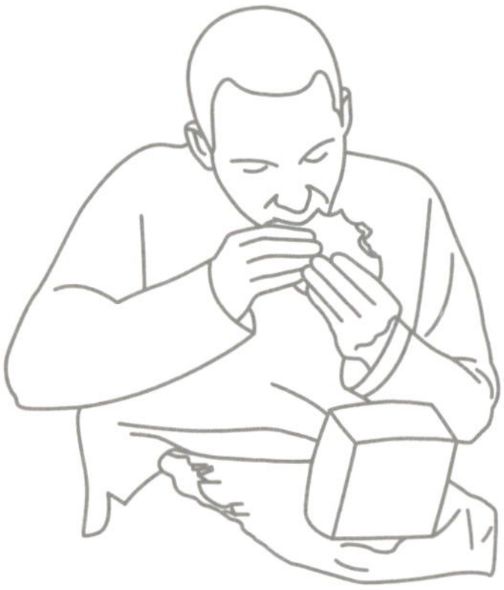

Ernährungsumstellung – warum?

In unseren Köpfen ist verankert, dass man sich nach sportlicher Betätigung ruhig mal etwas gönnen darf. Warum? Schließlich hat man ja Sport getrieben und hat somit Anspruch auf ein leckeres Schokoladencroissant oder vielleicht eine Currywurst mit Pommes! Das ist falsch!

Wenn dir bewusst wird, dass deine Ernährung den Treibstoff für deine körperliche Energie darstellt, musst du dir eingestehen, dass du deinem Körper auch das Richtige zuführen solltest. Stell' dir ein Auto vor, das extrem gute Leistung erbringen soll, jedoch mit minderwertigem Benzin und Öl angetrieben wird. Hat es gute Voraussetzungen Bestleistung abzurufen? Nein! Genauso musst du dir die Reaktion deines Körpers vorstellen. Und bitte denke daran: dein Körper ist dein größtes Kapital, du hast nur den einen – Autos kannst du jederzeit wieder verkaufen und dir ein neueres und moderneres Modell besorgen!

Die KÖRPERSTOLZ®-Ernährungsempfehlung ist auf kohlenhydratarmer und eiweißreicher Ernährung aufgebaut. Wir nennen dies bewusst nicht Diät, wie wir sie aus hunderten von Zeitschriften kennen, sondern eine langfristige Ernährungsumstellung, die dich auf Dauer zum Erfolg bringen wird.

Du fragst dich jetzt sicher:

- Kann ich das Programm auch in meinen Alltag integrieren?
- Kann ich die Lebensmittel auch günstig beim Supermarkt um die Ecke einkaufen, anstatt zum teuren Biomarkt oder in die Feinkostabteilung gehen zu müssen?
- Kann ich dann auch noch in ein Restaurant gehen und etwas von der Karte bestellen?
- Und vor allem, kann ich mich denn auch satt essen?

Die Antwort auf alle 4 Fragen lautet: Ja, du kannst!

Ein paar wichtige Grundlagen

Ein kurzer Überblick zu den verschiedenen Nährstoffen hilft dir, künfig deinen Speiseplan selbst intelligent zusammenzustellen.

Kohlenhydrate

Wenn es um Gewichtsabnahme geht, spielen Kohlenhydrate eine enorm wichtige Rolle. Sie dienen vor allem als Energielieferant. Zuerst einmal müssen wir zwischen einfachen und komplexen Kohlenhydrate unterscheiden. Einfache Kohlenhydrate schmecken süßlich und bestehen aus einem oder zwei Zuckerbausteinen. Komplexe Kohlenhydrate sind Vielfachzucker, also Moleküle aus vielen Zuckerbausteinen, die in langen Ketten aneinander hängen – sie schmecken weniger süß.

Einfache Kohlenhydrate

Einfache Kohlenhydrate sind in allen zuckerhaltigen Lebensmitteln enthalten, beispielsweise Weißmehl, Honig, Cola, gesüßte Limonade, Schokolade, Alkohol, Ketchup, Barbecue-Saucen etc. Die Kohlenhydrate dieser Lebensmittel gehen nach dem Verzehr direkt vom Darm ins Blut und werden zum Teil nach Bedarf sofort zur Energiegewinnung verbrannt. Der andere Teil, den der Körper nicht sofort zu Energie umwandeln kann, wird in Form von Fettdepots gespeichert.

Komplexe Kohlenhydrate

Komplexe Kohlenhydrate sind in allen Vollkornprodukten, wie zum Beispiel Vollkornbrot, Gemüse und Vollkorngetreide enthalten (auch bei Nudeln und Reis empfehlen wir dringend die jeweilige Vollkornvariante). Sie gelangen nur langsam vom Darm ins Blut und der Körper erhält eine geringe Menge an Energie, die er viel besser verarbeiten kann. Resultat: Wir bleiben länger satt und es werden nur geringe Mengen in Fett umgewandelt. Im KÖRPERSTOLZ®-Programm konzentrieren wir uns auf den Verzehr von Vollkornprodukten nur bis Mittags. Kartoffeln, Weißmehlprodukte, Nudeln und Reis lassen wir außen vor.

Fette

Fette sind neben den Kohlenhydraten der Energiespender schlechthin, da sie extrem reich an Kalorien sind: Ein Gramm Fett hat mit 9 kcal fast doppelt so viele Kalorien wie ein Gramm Kohlenhydrate mit 4 kcal.

Achtung: Mehr als 90 Prozent der Energie werden direkt in die körpereigenen Fettdepots eingelagert!

Wir finden Fette sowohl in tierischen als auch in pflanzlichen Nahrungsmitteln. Die so genannten gesättigten Fettsäuren kommen vor allem in tierischen Produkten wie Butter, Schmalz und Fleisch vor. Aber auch versteckt in Fertiggerichten, Gebäck, Chips & Co.

Wenn jemand bei einer ärztlichen Untersuchung einen erhöhten Cholesterinspiegel bescheinigt bekommt, kann das auf eine erhöhte Zufuhr von eben diesen gesättigten Fettsäuren zurückzuführen sein. Oft wird ein erhöhter Cholesterinspiegel aber auch vererbt.

Die Aufnahme von einfach ungesättigten Fettsäuren, wie zum Beispiel in Avocados, Nüssen und pflanzlichen Ölen, wie Oliven- oder Rapsöl unterstützen die Bluttfettwerte positiv.

Die mehrfach ungesättigten Fettsäuren unterscheiden sich nochmals in Omega-3- und Omega-6-Fettsäuren. Diese Fettsäuren begünstigen das „gute" Cholesterin und wirken sich positiv auf entzündliche Prozesse aus. Sie beugen sogar einer Arterienverkalkung vor. Zu finden sind sie in Hering, Lachs, Thunfisch, Sonnenblumen-, Distel- und So-

Welche Funktion hat Insulin?

Was ist eigentlich Insulin und warum sollten wir wissen welche Funktion es hat? Wenn du einfache Kohlenhydrate (wie beispielsweise Vollmilch-Schokolade) zu dir nimmst, schnellt dein Blutzuckerspiegel schlagartig nach oben. Deine Bauchspeicheldrüse reagiert sofort darauf und schüttet Insulin aus, um den Blutzuckerspiegel wieder zu normalisieren. Soweit so gut! Sobald allerdings Insulin ausgeschüttet wird, steigert es aber auch den Aufbau von Fettdepots und hemmt gleichzeitig ihren Abbau. Also muss unser Ziel sein, unseren Insulinspiegel möglichst konstant zu halten. Wie geht das?

- Meide einfache Kohlenhydrate und setzte auf komplexe Kohlenhydrate – somit bleibt der Blutzuckerspiegel konstant.
- Esse regelmäßig am Tag und lass keine Mahlzeit ausfallen. Dies regt zum einen deinen Stoffwechsel an und zum anderen bleibt die Insulinausschüttung im Rahmen. Einen exemplarischen Tagesablauf findest du auf Seite 76.

jaöl. Zu theoretisch wollen wir an dieser Stelle allerdings nicht werden. Wichtig ist nur, dass die ungesättigten Fettsäuren vom Körper selbst nicht hergestellt werden können und daher täglich über die Nahrung dem Organismus zur Verfügung gestellt werden müssen.

Eiweiß

Das Eiweiß, auch Protein genannt, ist ein Grundbaustein des Lebens und muss dem Körper täglich in ausreichender Menge zugeführt werden. Eiweiß ist hauptsächlich verantwortlich für den Muskelerhalt und Muskelaufbau, stärkt aber auch das Bindegewebe und unterstützt in Form von Enzymen wichtige Stoffwechselvorgänge des Körpers.

Nicht nur Muskeln bestehen aus Eiweiß, sondern auch Knochen, Haare, Blutgefäße, Blutzellen, Bindegewebe und alle Körperorgane bestehen aus dem Grundbaustoff Eiweiß. Speziell bei sportlicher Betätigung belasten wir unseren Körper und somit unsere Muskeln. Es findet ein Verschleiß der Muskeln statt – um sie zu regenerieren, muss dem Körper ausreichend Eiweiß zugeführt werden. Wertvolle Eiweißlieferanten sind vor allem magere Eiweißprodukte wie Geflügel, Fisch und magere Milchprodukte. Aber auch Hülsenfrüchte, Soja- und Vollkornprodukte versorgen dich mit pflanzlichem Eiweiß. Die Kombination aus tierischem und pflanzlichem Eiweiß liefert die optimale Versorgung des Körpers mit allen Aminosäuren, den Bausteinen des Eiweißes. Aminosäuren sind lebenswichtig, da sie der Körper nicht selbst herstellen kann. Am besten versorgt bist du, wenn du tierisches und pflanzliches Eiweiß kombinierst, wie zum Beispiel im Chili con Carne (Hackfleisch mit Bohnen).

Fazit:

- Kohlenhydrate sind Energielieferanten, wähle hier die komplexe Vollkornvariante.
- Gesättigte Fettsäuren in tierischen Lebensmitteln, wie Butter, fettem Käse, Sahne, fetten Fleisch- und Wurstwaren meiden.
- Ungesättigte Fettsäuren in pflanzlichen Ölen und fetthaltigen Fischen wie Thunfisch und Makrele sind förderlich und gesund.
- Eiweiß ist der Baustoff für den Muskelerhalt und Muskelaufbau, greife hier zu mageren Eiweißquellen wie Geflügel und kombiniere mit pflanzlichen Produkten wie Hülsenfrüchte, Soja- und Vollkornprodukte.

Muskeln verbrennen Fett!

Die meisten Menschen nehmen an, dass allein durch Sport viele Kalorien verbrannt werden. Gehen wir mal davon aus, dass du 3 Mal pro Woche Sport treibst. Die Dauer beträgt in der Regel ca. eine Stunde. Das heißt also, drei Stunden pro Woche, in denen du einen erhöhten Kalorienumsatz erzielst. Die Woche hat aber 168 Stunden. Was ist mit den restlichen 165 Stunden?

Mit der KÖRPERSTOLZ®-Ernährungsempfehlung wirst du auch in den restlichen 165 Stunden Fett abbauen. Das ist nur möglich, wenn unser Körper einen hohen Anteil an Muskelmasse hat, denn Muskeln verbrennen Fett. Also je mehr Muskelmasse, desto mehr Kalorien werden verbrannt, auch im Schlaf!

Wieso helfen Diäten nicht?

Bei den meisten Diäten geht es hauptsächlich um Gewichtsabnahme. Das bedeutet, dass der Grundumsatz an Nahrung reduziert wird, um somit möglichst viele Kilos abzuspecken. Man isst weniger und verzichtet somit auf wichtige Mahlzeiten. Dein Körper und dein Stoffwechsel passen sich gezwungenermaßen dem „Sparmodus" an. Sobald die Diät vorbei ist und du wieder normal isst, freut sich dein Körper dass er endlich mehr Nahrung erhält und speichert diese in Form von Fettdepots als Reserve – es kommt zum altbekannten Jo-Jo-Effekt.
Noch viel schlimmer ist, dass der Gewichtsverlust auch zu einem Verlust an Muskelmasse geführt hat – also weniger Möglichkeit Energie zu verbrennen. Deswegen ist eine langfristige Ernährungsumstellung die einzige Lösung.
Ausschlaggebend ist nicht nur das Gewicht auf der Waage, sondern auch das Verhältnis Muskelmasse zu übriger Körpermasse.

Das richtige Timing von Essen in Kombination mit Training

Wenn du denkst, dass man durch den Verzicht auf Essen mehr Fett verbrennt, dann irrst du dich gewaltig! Auf diese Weise muss nämlich der Körper Muskeln als Energie verbrennen – das ist völlig kontraproduktiv. Unser Tipp: Nach dem Training innerhalb einer Stunde eiweißreiche und kohlenhydratarme Mahlzeiten zu sich nehmen. Somit wird die Fettverbrennung weiterhin angetrieben und der Muskel bekommt seinen verdienten Baustoff.

Wir empfehlen dir das morgendliche Training, weil damit der Stoffwechsel besser angeregt wird und dein Fettverbrennungsmotor gleich richtig in Schwung kommt. Außerdem geht man mit mehr Elan und Spaß in den Tag und achtet automatisch auf die Qualität der Nahrungszufuhr. Schließlich hat man früh morgens seinem Körper bereits etwas Gutes getan und das möchte man sich doch nicht wieder kaputt machen. Probiere es einfach aus. So mancher Morgenmuffel hat seine Meinung geändert.
Wenn es partout morgens nicht mit dem Training funktioniert, dann achte bitte darauf, dass du zwei Stunden vor dem Training keine Kohlenhydrate zu dir nimmst – dies hemmt die Fettverbrennung.

Wann, was und wie oft essen?

Wichtig ist zum einen die Ernährung, aber entscheidend ist auch das Timing der Mahlzeiten. Esse mindestens 5 Mahlzeiten am Tag, damit dein Stoffwechsel permanent angekurbelt wird und du keinen Heißhunger verspürst. Wir empfehlen folgende Mahlzeiten: Frühstück, Vormittagsnack, Mittagessen, Nachmittagsnack und Abendessen. Ab Seite 86 findest du unkomplizierte und leckere Gerichte für deinen täglichen Bedarf.

Frühstück (7 Uhr)

Die erste Mahlzeit des Tages muss aus Eiweiß bestehen. Es geht auf die unkomplizierte Weise mit einem Proteinshake, der eine Zubereitungszeit von ca. 1 Minute benötigt. Möglich ist aber auch ein Proteinpfannkuchen (siehe Seite 87).
Mit einem proteinreichen Frühstück wird der Stoffwechsel schneller angekurbelt. Bei der Verdauung von Proteinen verbrennt der Körper mehr Kalorien als bei Kohlenhydraten. Die Fettverbrennung geht also schon morgens los. Außerdem bleibst du auf diese Weise länger satt.

Vormittagssnack (10 Uhr)

Unser Körper ist nun wach und hat bereits mit der Fettverbrennung angefangen. Wir müssen ihn jetzt weiter mit Energie versorgen und ihm weiteren Treibstoff geben. Ja, vergleiche es ruhig mit einem Formel-1-Rennen. Hier sind ebenfalls strategische Tankstopps vorgesehen, damit maximale Leistung abgerufen werden kann. Wir empfehlen komplexe Kohlenhydrate, die dir langfristig Energie liefern. Perfekt eignen sich zwei Scheiben Vollkornbrot, entweder mit etwas Marmelade oder Geflügelwurst oder z. B. auch ein zuckerfreies Müsli. Butter oder Margarine lassen wir hier einfach weg. Du wirst dich daran gewöhnen und sie schon bald nicht mehr vermissen.

Mittagessen (13 Uhr)

Jetzt gönnst du dir die größte Mahlzeit des Tages. Dein Körper hat noch genügend Zeit die Kalorien abzubauen. Es gibt wieder eine eiweißreiche Mahlzeit, zum Beispiel alle Fischarten, mageres Fleisch oder Geflügel mit Gemüse oder Salat. Die meisten Berufstätigen gehen mittags entweder in die Kantine oder in ein Restaurant. Viele Gerichte werden mit Kartoffeln, Nudeln und Reis angeboten. Frag doch einfach den Kellner, ob er das Fleisch- oder Fischgericht anstatt mit

Nudeln entweder mit Salat oder Gemüse servieren könnte. Hat bisher immer funktioniert – man muss nur fragen. Das Gleiche gilt übrigens auch beim Heim-Lieferservice. Perfekt eignet sich hier zum Beispiel der Asia-Service. Bestelle dir Hühnchen mit Gemüse aber ohne Reis.

Nachmittagssnack (16 Uhr)

Jetzt kommt die gefährliche Phase! Am Arbeitsplatz geht es meist nachmittags los. Der Eine gönnt sich vom Bäcker ein süßes Stückchen, der Andere bricht ein Stückchen Schokolade herunter und der Dritte kredenzt ein paar Gummibärchen. STOPP! Du isst auch, aber das Richtige. Du hast den Tag so gut begonnen, willst du jetzt alles wieder kaputt machen? Nein, schließlich hast du ein Ziel vor Augen. Für deinen Körper gibt es jetzt weiterhin besten Treibstoff. Du gönnst dir nun einen eiweißhaltigen Snack. Hier kommen die Klassiker zum Vorschein. Probiere einfach mal Thunfisch (aus der Dose) im eigenen Saft oder Hüttenkäse in Putenbruströllchen. Innerhalb von 30 Sekunden zubereitet und transportabel. Alternativ kannst du dir 10 ungesalzene und ungeröstete Nüsse gönnen. Vorsicht: Nicht die ganze Tüte essen!

Abendessen (19 Uhr)

Nach der Arbeit kommst du nach Hause und freust dich schon auf das Abendessen. Entweder kochst du selbst oder hast vielleicht das Glück, dass für dich gekocht wird. Aber anstatt der Tiefkühlpizza oder der altbekannten Pasta, legen wir den letzten Boxenstopp ein, um die Fettverbrennung weiterhin anzukurbeln. Beispielsweise ist Lachs mit Gurkensalat oder Putenbrustfilet mit Tomatensalat hier genau das Richtige.

Nach dem Abendessen liegt man auch mal auf der Couch und schaut sich einen guten Film an. Das ist ebenfalls eine gefährliche Phase, in der man gerne zu Knabbereien wie Chips, Salzstangen oder Süßigkeiten greift. Sollten dich diese Gelüste überkommen, gönne dir einfach ein paar Nüsse (ungesalzen und ungeröstet) oder mach dir einen leckeren Eiweiß-Shake.

Du siehst, du hast zwischen 5 oder 6 Mahlzeiten pro Tag und musst sicherlich keinen Hunger leiden. Wichtig ist, dass du dich und deinen Körper daran gewöhnst und dies kontinuierlich beibehältst. Schon nach kurzer Zeit wird es zu deinem alltäglichen Rhythmus gehören. Der Mensch ist ein Gewohnheitstier. Warum sich also nicht die guten Gewohnheiten aneignen?

Spätestens dann, wenn du die positiven Veränderungen deines Körpers wahrnimmst, wirst du dich weiterhin so ernähren und dir nicht wieder alles kaputt machen!

Getränke

Von vornherein: Wasser hat keine Kohlenhydrate! Das Trinken regt den Stoffwechsel an und steigert den körpereigenen Energieverbrauch. Trinke mindestens zwei bis drei Liter Wasser pro Tag. Damit du auf die Menge kommst, stelle dir morgens im Büro eine 1-Liter-Flasche mit Wasser gefüllt auf den Schreibtisch und trinke diese bis 12 Uhr. Sobald sie leer ist, fülle sie wieder auf und trinke den 2. Liter bis Feierabend. So hast du deine Flüssigkeitszufuhr unter Kontrolle und kannst dir sicher sein, dass dein Wasserhaushalt permanent aufrecht erhalten wird.

Tipp: Trinke vor jeder Mahlzeit ein großes Glas Wasser (mindestens 250 ml)! Das stillt das Hungergefühl. Kohlensäurehaltiges Mineralwasser ist erheblich sättigender als die stille Variante. Wem reines Wasser zu fad schmeckt, der mischt es mit dem Saft einer Zitrone. Das kurbelt die Fettverbrennung zusätzlich an.

Wunderwaffe Nüsse

Nüsse sind Satt- und Fitmacher! Die kleinen Kraftpakete enthalten hauptsächlich die hochwertigen einfach und mehrfach ungesättigten Fettsäuren. Außerdem liefern sie jede Menge Mineralstoffe und Vitamine. Verschiedene Studien belegen, dass Nüsse einen positiven Effekt auf den Cholesterinspiegel haben und Herz-Kreislauf-Erkrankungen vorbeugen. Weiterhin wirken sie sich positiv auf Gehirn- und Nervensystem aus. Nüsse eignen sich zum Einen hervorragend als Zusatz im Protein-Shake und zum Anderen als kleine Mahlzeit für zwischendurch. Mit bis zu 70 Prozent enthalten Nüsse aber auch viel Energie. Daher – eine Handvoll Nüsse zwischendurch, aber nicht übertreiben.

Tipp: Meide in Nussmischungen die getrockneten Früchte wie Rosinen, Cranberries & Co. Greife nur zu ungesalzenen Nüssen. Verzichte auf Kokosnüsse, denn diese liefern hauptsächlich schlechte Fette.

Obst

Wie jeder weiß, ist Obst gesund und liefert reichlich Vitalstoffe, wie beispielsweise Vitamine und Mineralstoffe. Aber Obst enthält auch

Fruchtzucker (Fructose), also einfache Kohlenhydrate. Achte deshalb darauf, dass du Früchte mit hohem Wasseranteil und geringem Kohlenhydratgehalt zu dir nimmst, wie beispielsweise alle Beerenfrüchte (Erdbeeren, Himbeeren, schwarze Johannisbeeren), Äpfel, Aprikosen, Avocados, Birnen, Grapefruits, Kirschen, Mandarinen, Zitronen. Hier kannst du ruhigen Gewissens zugreifen. Meide tropische Früchte wie Datteln, Bananen, Mangos oder Papaya, sowie Rosinen und Kiwis.

Gemüse

Bei allen Gemüse- und Salatsorten sowie Kräutern kannst du dich bedienen, ausgenommen sind nur Kartoffeln, Zuckerschoten und Mais. Diese Gruppe ist ein wichtiger Bestandteil der KÖRPERSTOLZ®-Ernährung. Gemüse und Salat sorgen dafür, dass die Säurebildung, die durch das tierische und pflanzliche Eiweiß entsteht, neutralisiert wird. Also wähle reichlich Gemüse und Salat zu Fleisch & Fisch.

Gewürze

Würzen ja! Salz weniger! Salz begünstigt beispielsweise die Entstehung von Bluthochdruck, weil Salz die Flüssigkeit im Körper bindet. Wenn du Salz verwendest, dann halte dich lieber an Jodsalz, weil es zur Bildung des Schilddrüsenhormons (Thyroxin) benötigt wird und somit den Energieumsatz des Körpers steigert. Für alle anderen Gewürze gibt es in Maßen grünes Licht: Pfeffer, Chilli, Zwiebeln, Ingwer, Knoblauch etc. An frischen Kräutern darfst du nicht sparen, denn sie sorgen nicht nur für guten Geschmack, sondern versorgen dich auch mit reichlich gesunden Vitalstoffen.

Fette und Öle

Verwende in der Küche ausschließlich pflanzliche Öle und vermeide tierische Fette wie Butter und Schmalz. Da die Öle eine unterschiedliche Zusammensetzung an einfach und mehrfach ungesättigten Fettsäuren haben, bediene dich ruhig der Vielfalt. Diese Fette kann unser Körper nicht selbst herstellen, sie müssen somit über die Ernährung zugeführt werden. Beim Braten von Speisen bevorzuge raffiniertes Rapsöl, da es hitzebeständig ist und somit auch bei hoher Temperatur sämtliche Nährwerte behält, aber auch Oliven- oder Maiskeimöl eignen sich. Für die Zubereitung von Salaten greife zu Lein-, Walnuss- oder Sojaöl.

Nahrungsergänzung

Durch Nahrungsergänzungsmittel, auch Supplemente genannt, können wir unseren Körper mit wichtigen Stoffen gezielt versorgen und somit den Aufbau und die Regeneration der Muskeln unterstützen sowie die Fettverbrennung fördern. Das Angebot an Nahrungsergänzung ist mittlerweile so groß geworden, dass man leicht den Überblick verlieren kann, deshalb konzentrieren wir uns auf genau drei Nahrungsergänzungsmittel:

- Eiweiß/Protein-Drink
- Aminosäure (Tabletten oder flüssig)
- L-Carnitin (Lutschdrops oder flüssig)

Eiweiß/Protein-Drink

Mach den Protein-Shake zu deinem Freund! Der richtige Shake versorgt deinen Körper mit einem perfekten Mix aus Eiweiß, Kohlenhydraten, Ballaststoffen, Vitaminen und gesunden Fetten. Die Zubereitung ist kinderleicht und der Protein-Shake kann immer und überall getrunken werden. Er besteht aus laktosefreiem und bekömmlichem Sojaeiweiß und enthält einen hohen Eiweißanteil sowie sehr viele Vitamine und Mineralien. Das Pulver, das aus Soja-Bohnen gewonnen wird enthält ein ausgewogenes Verhältnis von essentiellen (lebenswichtigen) und nicht essentiellen Aminosäuren, den Bausteinen von Eiweiß. Essentielle Aminosäuren können vom Körper selbst nicht hergestellt werden, daher müssen sie über die Nahrung aufgenommen werden. Diese Aminosäuren fördern die Fettverbrennung und das Muskelwachstum. Soja-Eiweiß ist für unseren Bedarf bestens geeignet. Es fördert den Fettabbau, bremst den Appetit und hilft, die Figur zu verbessern. Das Pulver kann in Wasser aufgelöst werden, was zusätzlich dabei hilft, auf unnötige Kohlenhydrate und Fette zu verzichten.

Besonders gut geeignet ist das Soja-Eiweiß für Menschen mit einer Milchzuckerunverträglichkeit (sog. Laktoseintoleranz), denn es ist frei von Laktose. Die Betroffenen merken oftmals gar nicht, dass sie an einer derartigen Unverträglichkeit leiden und wissen nicht, warum sie zu Verdauungsproblemen neigen. Eine Umstellung auf Soja-Eiweiß und der Verzicht auf jegliche Milchprodukte, die Milchzucker enthalten, bewirken bereits nach zwei bis drei Wochen eine deutliche Besserung.

Verzehrempfehlung:
Zwei gehäufte Esslöffel in 250 ml Wasser, fettarme Milch oder Sojamilch (Natur) einrühren. Am besten direkt nach dem Sport oder innerhalb der ersten Stunde nach Trainingsende.

Aminosäuren Präparat

Für den gezielten Muskelaufbau benötigt unser Körper zusätzlich Aminosäuren. Sie sind Eiweißbausteine und somit die ideale Erstversorgung nach jedem Training. Dadurch findet unmittelbar eine Muskelreparatur statt, und der Muskel kann sich schneller regenerieren. Wir empfehlen Aminosäuren in Tablettenform, da man sie jederzeit mitführen und einnehmen kann.

Dosierung:
4 Tabletten (250 mg) mit Flüssigkeit direkt nach dem Training.

L-Carnitin

L-Carnitin ist ein natürlicher Bestandteil unserer Nahrung bzw. unseres Körpers. Es transportiert langkettige Fettsäuren in die Mitochondrien der Zellen, wo sie dann verbrannt werden. Mitochondrien werden als „Kraftwerke" der Zelle bezeichnet, da sie die gebundene Energie der Nahrung in eine für die Zelle verwertbare Form umwandeln können. Das bedeutet, dass L-Carnitin das Fett sozusagen in die Brennöfen befördert. L-Carnitin – das Fett-Taxi!

Verzehrempfehlung:
30 Minuten vor der Trainingseinheit L-Carnitin (300 mg - 500 mg) in Tabletten- oder in flüssiger Form mit reichlich Wasser einnehmen.

Die KÖRPERSTOLZ®-Ernährung auf einen Blick

- Eiweiß ist der Baustoff für den Muskelerhalt und Muskelaufbau. Kombiniere tierisches Eiweiß, wie mageres Geflügel oder Fisch und pflanzliches Eiweiß, z. B. in Hülsenfrüchten, Soja- und Getreideprodukten.
- Kohlenhydrate sind Energielieferanten. Entscheide dich für die komplexen Kohlenhydrate in Vollkornprodukten. Vermeide Weißmehl-Produkte und Süßigkeiten.
- Gesättigte Fettsäuren meiden. Fette, die hauptsächlich ungesättigte Fettsäuren enthalten, sind förderlich und gesund. Du findest sie vor allem in pflanzlichen Ölen, Nüssen und in fetten Fischen.
- Achte darauf, deinen Insulinspiegel möglichst konstant zu halten. Halte dich an geregelte ausgewogene Mahlzeiten, keine süßen Snacks zwischendurch!
- Esse mindestens 5 Mahlzeiten am Tag, damit dein Stoffwechsel permanent angekurbelt wird und du keinen Heißhunger verspürst.
- Wir empfehlen folgende Mahlzeiten: Frühstück, Vormittagsnack, Mittagessen, Nachmittagsnack und Abendessen.
- Nehme nach dem Training innerhalb einer Stunde eiweißreiche und kohlenhydratarme Mahlzeiten zu dir.
- Trinke mindestens zwei bis drei Liter Wasser pro Tag.
- Nüsse sind Satt- und Fitmacher! Sie eignen sich hervorragend als kleine Mahlzeit für zwischendurch.
- Achte darauf, dass du Früchte mit geringem Kohlenhydratgehalt zu dir nimmst (siehe Seite 78 ff.).
- Verwende Salz sparsam, bevorzuge Jodsalz und würze mit reichlich frischen oder tiefgekühlten Kräutern.
- Verwende in der Küche ausschließlich pflanzliche Öle. Beim Braten von Speisen bevorzuge Rapsöl. Für die Zubereitung von Salaten wechsle z. B. zwischen Lein-, Walnuss- oder Distelöl.
- Nahrungsergänzung: L-Carnitin ca. 30 Minuten vor der Trainingseinheit, Eiweiß/Protein direkt nach der Trainingseinheit, Aminosäure ebenfalls direkt nach der Trainingseinheit.

Um den maximalen Erfolg zu erlangen, geben wir dir nachfolgend die KÖRPERSTOLZ®-Ernährungstipps im Überblick.

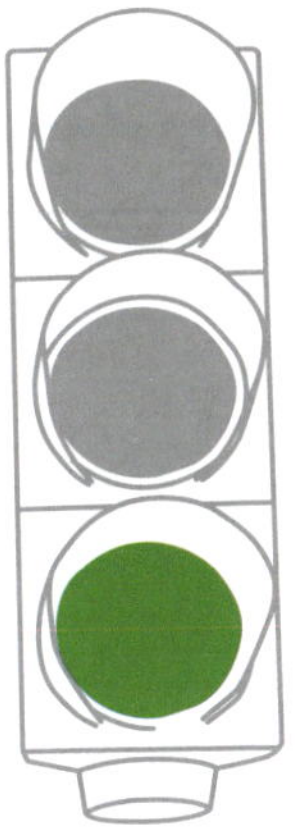

Grünes Licht gibt es für:

Fleisch und Fisch

Bei Fleisch und Fisch gilt die Regel: Grundsätzlich darf alles gegessen werden, was fliegt und schwimmt! Aber auf Rind- und Kalbfleisch wollen wir aufgrund des hohen Eiweißgehaltes nicht verzichten. Bevorzuge die magere Variante. Ausnahme sind fette Fische wie Lachs und Makrele, da sie wertvolle ungesättigte Fettsäuren liefern.

Geflügel

Beispielsweise Hähnchen, Hähnchenschnitzel/Hähnchenbrust, Truthahn oder Ente.

Fisch

Alle Fischarten: Barsch, Brasse, Forelle, Heilbutt, Lachs, Seehecht, Zander, Thunfisch etc. – aber nicht paniert!

Getreide

Vollkornprodukte wie zum Beispiel Vollkornbrot mit Marmelade, Geflügelwurst oder Vollkorn-Haferflocken mit fettarmer Milch oder Sojamilch (nur vormittags); aber auch Sojaprodukte wie Sojamilch, Hülsenfrüchte, Tofu und Co.

Nüsse

Ungesalzen und ungeröstet, maximal 10 Stück pro Mahlzeit.

Gemüse

Alle Gemüse- und Salatsorten, sowie alle Kräuter; ausgenommen Kartoffeln, Mais und Zuckerschoten.

Obst

Mit hohem Wasseranteil bzw. geringem Anteil an Kohlenhydraten, wie beispielsweise alle Beerenfrüchte (Erdbeeren, Himbeeren, schwarze Johannisbeeren), Äpfel, Aprikosen, Avocados, Birnen, Grapefruits, Kirschen, Mandarinen, Zitronen.

Milchprodukte

Fettarme Milch und Milchprodukte, fettarmer Käse.

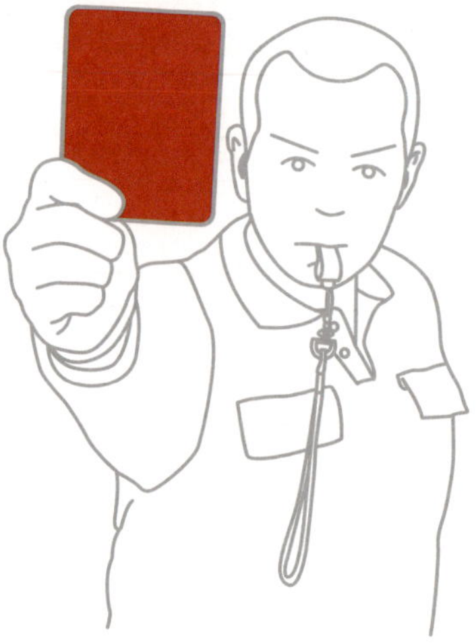

Die „Rote Karte" gibt es für:

Sättigungsbeilagen
Kartoffeln, Reis, Nudeln.

Fertiggerichte
Vor allem mit sahnehaltigen Soßen. Fertiggerichte enthalten oft ungesunde gesättigte Fettsäuren, sowie reichlich Zucker.

Süßigkeiten
Eigentlich alle Süßigkeiten, die viel Zucker enthalten, wie beispielsweise Schokolade, Backwaren, Zuckerwaren, Eis und Gummibärchen.

Knabbereien
Salzstangen, Chips, gesalzene und geröstete Erdnüsse etc.

Weißmehl
Prinzipiell alle Produkte, die Weißmehl enthalten (z. B. Weißbrot, Brezel, Pizza etc.)

Zuckerhaltige Getränke
Cola, Fanta, Limonade, Eistee etc.

Obst
Mit hohem Kohlenhydratgehalt wie z. B. Papaya, Mango, Bananen.

Alkohol
Alle Sorten, vor allem Bier, Cocktails und Hochprozentiges.

Wurstwaren
Alle fetthaltigen Wurstsorten wie z. B. Salami, Leberkäse und Streichwurst.

Fetthaltige Speisen
Paniertes; Gerichte mit reichlich Butter, Schmalz, Sahne und fettreichem Käse.

Expertise von Diplom-Ökotrophologin Christina Wiedemann

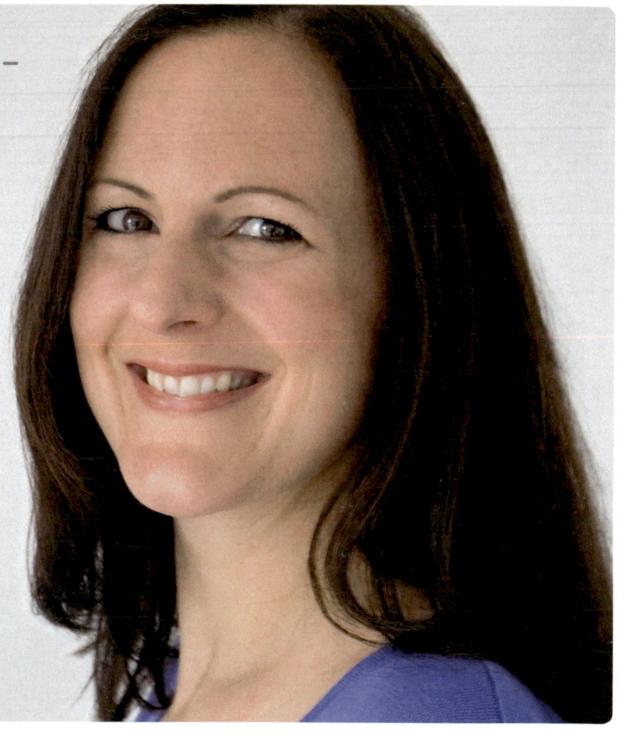

Als Diplom-Ökotrophologin und Autorin beschäftige ich mich seit mehr als 10 Jahren mit den unterschiedlichsten Aspekten menschlicher Ernährung. Einen besonderen Fokus lege ich auf eine gesunde und ausgewogene Ernährung. Gerade im Rahmen einer Gewichtsreduktion ist es neben ausreichender Bewegung wichtig, die Ernährung dauerhaft umzustellen, um Erfolge zu erzielen und diese langfristig halten zu können.

Die KÖRPERSTOLZ®-Ernährung basierend auf komplexen Kohlenhydraten, wertvollem Eiweiß und gesunden Fetten sorgt dafür, dass die Insulinproduktion reduziert wird und so vermehrt Fett abgebaut werden kann. Heißhunger-Attacken bleiben aus, ebenso der Jo-Jo-Effekt. Bei einer eiweißreichen Ernährung sollte darauf geachtet werden, dass neben magerem Fleisch und Milchprodukten auch pflanzliches Eiweiß wie Hülsenfrüchte und Sojaprodukte auf dem Ernährungsplan stehen. Als Beilage empfehle ich reichlich basenhaltige Kost wie Gemüse, Kräuter und Salat, um die durch einen Eiweiß-Verzehr entstandenen Säuren zu neutralisieren.

Das KÖRPERSTOLZ®-Konzept überzeugt vor allem durch die Autoren Alexander und Michael, die ein Ernährungsprogramm entwickelt haben, das effektiv und einfach im Alltag umsetzbar ist.

KÖRPERSTOLZ®-Rezepte

Die Ernährung nimmt einen sehr hohen Stellenwert im KÖRPERSTOLZ®-Programm ein. Wir haben dir nun einige Rezepte für die jeweiligen Tagesphasen zusammengestellt, die du mit geringem Zeitaufwand und herkömmlichen Produkten aus dem Supermarkt zubereiten kannst.

Frühstücksideen

Protein-Shake

Zutaten (für 2 Personen):

½ l Wasser oder fettarme Milch (max. 1,5 %)
4 gehäufte EL Proteinpulver
1 Frucht deiner Wahl
1 Handvoll Nüsse

Zubereitung:

Mit dem Stabmixer alle Zutaten mixen – fertig. Mit Variationen von Früchten kannst du deinen Shake jeden Tag vielfältig neu gestalten.

Puten-Tomatenomelette

Zutaten (für 2 Personen):

4 Eiklar, 2 ganze Eier
200 g Hähnchen- oder Putenwurst
(Alternative: 1 Paprika oder 1 Zucchini)
2 Tomaten
1 Prise Salz, Pfeffer
1-2 EL Rapsöl
Kräuter, wie z. B. Schnittlauch

Zubereitung:

Eiklar und Eier in eine Schüssel geben und verrühren. Putenwurst und Tomate klein schneiden, hinzugeben, salzen, pfeffern und vermengen. Ein wenig Rapsöl in der Pfanne erhitzen und Eimasse in Pfanne geben. Sobald die Unterseite braun ist, wenden und kurz weiterbraten. Mit klein geschnittenem Schnittlauch servieren.

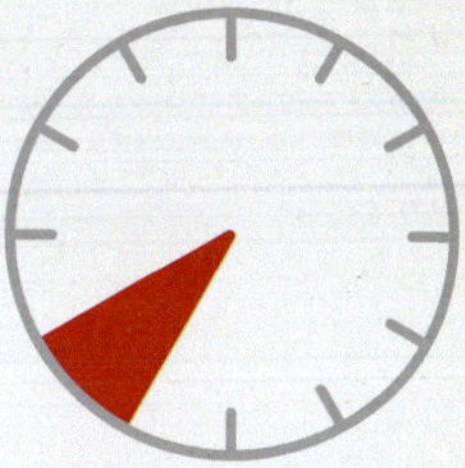

Protein-Pfannkuchen

Zutaten (für 2 Personen):

4 Eiklar, 2 ganze Eier
4 gehäufte EL Proteinpulver
500 ml fettarme Milch
150 g Dinkel-Vollkornmehl
2 entkernte Äpfel oder Birnen
Rapsöl zum Braten

Zubereitung:

Mit dem Stabmixer alle Zutaten mixen - fertig. Wenig Rapsöl in einer beschichteten Pfanne erhitzen, etwas Teig in die Pfanne geben und ca. 1 bis 2 Minuten pro Seite anbraten.

Rühreier mit Putenbrust

Zutaten (für 2 Personen):

4 Eiklar, 2 ganze Eier
1 Schuss fettarme Milch
1 Prise Salz, Pfeffer
200 g Hähnchen- oder Putenbrust
1-2 EL Rapsöl
Kräuter, wie z. B. Schnittlauch

Zubereitung:

Eier mit Milch in einem Gefäß verquirlen und mit einer Prise Salz und Pfeffer würzen. Die Putenbrust klein schneiden und in einer Pfanne mit etwas Rapsöl anbraten. Anschließend die Eimasse dazu geben, kräftig rühren, bis die Eimasse gestockt ist. Mit gehackten Kräutern servieren.

Ideen für den Vormittagssnack

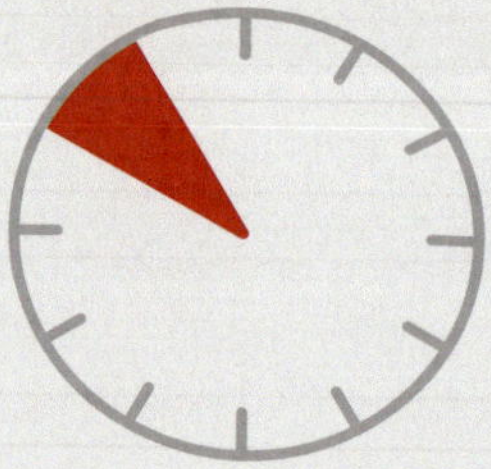

Vollkornbrot

Zutaten:

2 Scheiben weizenfreies Vollkornbrot mit Marmelade, Putenbrust oder Erdnußmus (ohne Butter).

Vollkorn-Reiswaffeln

Zutaten:

250 g Vollkornreiswaffeln mit 200 g Hüttenkäse.

Gurken-Käse Snack

Zutaten (für 2 Personen):

1 Salatgurke (ca. 400 g)
200 g Hüttenkäse (max. 4 % Fett)
4 Scheiben Emmentaler (ca. 40 g; 45 % Fett i. T.)
1 Prise Salz, Pfeffer
½ TL Paprikapulver
1 Scheibe weizenfreies Vollkornbrot

Zubereitung:

Salatgurke waschen, schälen und längs halbieren. Mit einem Teelöffel die Kerne aus den Hälften herausheben. Den Hüttenkäse mit Salz, Pfeffer und Paprikapulver würzen und in die entstandene Vertiefung der Gurke füllen. Auf jede Gurkenhälfte 1 Scheibe Emmentaler legen. Wer's mag: kurz im Backofen überbacken. Scheibe weizenfreies Vollkornbrot dazu.

Protein-Salat

Zutaten (für 2 Personen):

1 Kopfsalat oder 125 g Feldsalat
400 g Hähnchen- oder Putenwurst
2 Tomaten
2 Paprikaschoten
2 EL Olivenöl
1 EL Essig
1 TL scharfer Senf
1 Prise Salz, Pfeffer
Kräuter, wie z. B. Schnittlauch

Zubereitung:

In einer kleinen Schüssel aus Öl, Essig, Senf sowie Gewürzen ein Dressing zubereiten. Salat, Tomate und Paprika waschen und klein schneiden. Kräuter waschen, trockenschütteln und klein hacken. Alles in einer großen Schüssel mit dem Dressing vermischen.

Vollkorn-Haferflocken

Zutaten (für 1 Person):

100 g Vollkorn-Haferflocken
1 EL Sesam oder Leinsamen
200 ml fettarme Milch (1,5 %) oder Sojamilch (natur)
1 Handvoll Früchte der Saison (z. B. Beeren)

Zubereitung:

Vollkorn-Haferflocken und Sesam in einer Schüssel vermischen und Milch darübergeben. Anschließend die Früchte vorsichtig unterheben.

Rezepte für das Mittag- und Abendessen

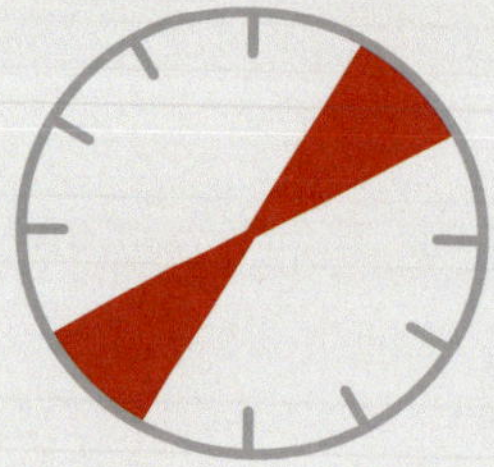

Chilli con carne (Putenhackfleisch)

Zutaten (für 2 Personen):

1-2 EL Rapsöl
250 g Putenhack (Alternative: mageres Rinderhack)
1 mittlere Zwiebel
1 Knoblauchzehe
125 ml Gemüsebrühe
½ Dose geschälte Tomaten
½ kleine Dose Tomatenmark pur
¼ TL Chilipulver oder Schote nach Geschmack
½ TL Paprikagewürz
1 Dose Kidneybohnen
1 Prise Salz, Pfeffer

Zubereitung:

In einem großen Topf Rapsöl erhitzen, das Hack darin anbraten, dann kleingeschnittene Zwiebeln und Knoblauch hinzufügen. Wenn die Zwiebeln glasig sind, mit der Gemüsebrühe ablöschen. Die geschälten Tomaten, Tomatenmark und Gewürze hinzugeben und 45 Minuten köcheln lassen. Anschließend die Kidneybohnen abtropfen lassen, mit Wasser klar spülen und hinzugeben. Weitere 15 Minuten auf kleiner Hitze köcheln lassen. Mit Salz und Pfeffer abschmecken.

Hühnchensticks mit gebratener Paprika und Gemüse

Zutaten (für 2 Personen):

400 g Hühnchenbrust
4 rote Paprika
400 g Brokkoli oder Gemüsemischung (tiefgefroren)
1 Prise Salz, Pfeffer
1-2 EL Rapsöl

Zubereitung:

Die Hühnchenbrust unter fließendem Wasser waschen und mit Küchenpapier trockentupfen, dann in Streifen schneiden. Die Paprika waschen, säubern und ebenfalls in Streifen schneiden. Eine Pfanne mit etwas Rapsöl erhitzen, dann die Hähnchen- und Paprikasticks hineingeben. Mit Salz und Pfeffer würzen und von allen Seiten anbraten, bis alles gar ist. Das Gemüse in einen Topf geben und mit Zugabe von 4 EL Wasser dünsten – fertig!

Putensteak mit Tomaten-Mozzarella-Salat

Zutaten (für 2 Personen):

400 g Putensteak
1-2 EL Rapsöl
100 g Mozzarella (Tipp: Büffelmozzarella)
4 Tomaten
1 Bund Basilikum
2 EL Olivenöl
1 Prise Salz, frisch gemahlener Pfeffer

Zubereitung:

Putensteak unter fließendem Wasser waschen und mit einem Küchentuch trocken tupfen. Mit Salz und Pfeffer beidseitig würzen und in der Pfanne mit etwas Rapsöl von beiden Seiten anbraten. Den Mozzarella trocken tupfen. Tomaten sowie Mozzarella in Würfel oder Scheiben schneiden. Abwechselnd versetzt auf dem Teller anrichten. Die Basilikumblätter darüber legen. Das Olivenöl darüberträufeln und mit Salz und Pfeffer würzen. Zusammen mit Putensteak servieren.

Putencordonbleu mit Gemüse

Zutaten (für 2 Personen):

300 g marinierte Putenbrust
100 g fettarmer Käse (z.B. Mozzarella light)
1-2 EL Rapsöl
400 g Brokkoli oder Gemüsemischung (tiefgefroren)
1 Prise Salz, Pfeffer

Zubereitung:

Das Putenfleisch unter fließendem Wasser waschen und mit einem Küchentuch trocken tupfen. Anschließend seitlich aufschneiden und den Käse so portionieren, dass er komplett hineingelegt werden kann. Rapsöl in der Pfanne erhitzen und das Fleisch von beiden Seiten anbraten, bis es gar ist. Mit Salz und Pfeffer würzen. In einem kleinen Kochtopf 4 EL Wasser erhitzen, das Gemüse dazugeben und 4 Minuten gardünsten. Zusammen mit dem Putencordonbleu servieren.

Asiatisches Hähnchenbrustfilet mit Brokkoli

Zutaten (für 2 Personen):

200 g Hähnchenbrustfilet
1 Knoblauchzehe
1 walnussgroßes Stück Ingwer
1 EL Sojasauce
1 TL Honig
1 TL Tomatenmark
200 g Brokkoli
6 Tomaten
1-2 EL Rapsöl
1 Prise Salz, Pfeffer
1 EL Sesam

Zubereitung:

Das Hähnchenfleisch unter fließendem Wasser waschen, trocken tupfen und klein schneiden. Den Knoblauch und Ingwer schälen und klein schneiden. In einer Schüssel mit der Sojasauce, Honig und Tomatenmark vermengen. Das Fleisch darin wenden und zugedeckt im Kühlschrank ca. 30 Minunten oder über Nacht marinieren. Brokkoli waschen und säubern, Stiele und Röschen trennen. Die Stiele abziehen und kleinschneiden, in einem Topf mit wenig Salzwasser 4 Minuten dünsten. Die Brokkoliröschen zerteilen und zu den Stielen geben, weitere 4 Minuten mitdünsten. In ein Sieb abgießen. Die Tomaten waschen und achteln.
Dann Rapsöl in einer beschichteten Pfanne erhitzen, das Hähnchenfleisch hinzugeben und ca. 3 bis 4 Minuten braten, dann den Sesam, Brokkoli und die Tomaten dazu und vermengen. Alles kurz verrühren. Mit Salz und Pfeffer abschmecken.

Lachsfilet mit Gurkensalat

Zutaten (für 2 Personen):

250 g naturbelassenes Lachsfilet (tiefgefroren)
1 Salatgurke
2 EL Rapsöl
1 EL weißer Essig
1 EL Olivenöl
1 EL fettarmer Kräuterquark
1 Prise Salz, Pfeffer
1 EL frischen oder TK-Dill
1 Zitrone

Zubereitung:

Das portionierte Lachsfilet auftauen lassen. Den Lachs mit Salz und Pfeffer würzen. In einer Pfanne 1 EL Rapsöl erhitzen und das Lachsfilet ca. 10 bis 15 Minuten braten (zwischendurch wenden). Inzwischen die Gurke schälen und in Scheiben schneiden. 1 EL Olivenöl, Essig, Kräuterquark und Dill vermischen und über den Gurkensalat geben, eventuell noch mit Salz und Pfeffer würzen. Mit dem Lachsfilet und Zitronenscheiben servieren.

Brokkoli-Bumenkohl-Auflauf mit Schinken

Zutaten (für 2 Personen):

300 g Brokkoli
300 g Blumenkohl
1 l Gemüsebrühe
1 EL Pinienkerne
4 Eier
200 ml Milch
1 Prise Salz, Pfeffer
120 g gekochter Schinken
Etwas Öl für das Einfetten der Auflaufform
60 g geriebener Parmesan

Zubereitung:

Backofen auf 200 Grad Celsius vorheizen. Brokkoli und Blumenkohl waschen und in Röschen schneiden, anschließend in der Gemüsebrühe ca. 10 bis 15 Minuten bissfest garen und abtropfen lassen. Die Pinienkerne in einer Pfanne ohne Fett anrösten. Die Eier mit der Milch verquirlen und mit Salz und Pfeffer würzen. Den Kochschinken würfeln. Die Auflaufform mit etwas Rapsöl dünn ausstreichen, Brokkoli und Blumenkohl dazugeben. Den Schinken und die Pinienkerne darüber verteilen. Mit der Ei-Milch-Mischung übergießen und mit Parmesan bestreuen. Im Ofen 30 Minuten überbacken.

Schwertfisch gefüllt mit Basilikum-Pesto

Zutaten (für 2 Personen):

½ Tasse frischen Basilikum
1 Knoblauchzehe
1 EL Pinienkerne
1 EL geriebener Parmesan
1 EL Wasser
2 EL Olivenöl
1 Prise Salz, frisch gemahlener schwarzer Pfeffer
2 EL Rapsöl
2 Schwertfischsteaks (je 160 g)

Zubereitung:

Für das Pesto Basilikum, Knoblauch, Pinienkerne, Parmesan, Wasser und Olivenöl mit Stabmixer verrühren. Mit Salz und Pfeffer abschmecken.

Fischfilets kurz waschen und seitlich aufschneiden, dabei jedoch nicht ganz durchtrennen. Mit dem Pesto füllen, etwas jedoch zurückbehalten. Mit diesem Rest die Ober- und Unterseite des Fisches bestreichen. Die Pfanne mit etwas Rapsöl ausstreichen und erhitzen. Fisch in die vorbereitete Pfanne geben und bei mittlerer Hitze ca. 5 Minuten anbraten. Anschließend wenden und weitere 5 Minuten fertiggaren.

Bunte Gemüsespieße für den Grill

Zutaten (für 2 Personen):

125 g Brokkoli
2 Paprika, grün und rot
2 rote Zwiebeln
8 kleine Champignons
125 g Fetakäse
1 Prise Salz, Pfeffer
Etwas Rapsöl
Holzspieße

Zubereitung:

Brokkoli in Röschen teilen und in kochendem Salzwasser kurz blanchieren. Zwiebeln abziehen und vierteln. Paprika waschen, schälen und ebenfalls vierteln, Champignons waschen und halbieren, Fetakäse in Würfel schneiden. Alle Zutaten bunt gemischt auf Holzspieße stecken. Mit Salz und Pfeffer würzen.

Bunte Gemüse-Spieße auf dem Grill ca. 10 Minuten grillen. Alternativ kannst du die Spieße in einer Pfanne mit etwas Rapsöl ca. 4 bis 5 Minuten von jeder Seite braten.

Spargelsalat mit Mozzarella und Kirschtomaten

Zutaten (für 2 Personen):

250 g weißer Spargel
100 g Kirschtomaten
100 g Mozzarellakugeln
1 Bund frische Kräuter, z. B. Schnittlauch
1 kleine Zwiebel
65 ml Spargelfond
1 EL Balsamico weiß
2 EL Weizenkeimöl
1 Prise Salz
Frisch gemahlener Pfeffer

Zubereitung:

Spargel vom Kopf nach unten schälen, Enden etwas abschneiden und in leichtem Salzwasser mit einer Prise Zucker auf den Biss kochen. Alles abkühlen lassen und in Stücke schneiden.

Kirschtomaten waschen und halbieren. Mozzarella klein schneiden. Zwiebel putzen, schälen und klein würfeln. Kräuter waschen, trockenschütteln und klein hacken.

Spargelfond mit Balsamico, Weizenkeimöl und Kräutern verquirlen. Spargelstücke, Tomaten und Mozzarella in eine Schüssel geben und mit Dressing vermischen. Den Salat ca. 15 bis 20 Minuten ziehen lassen.

Griechischer Bohnensalat

Zutaten (für 2 Personen):

600 g weiße Bohnen
8 getrocknete Tomaten (nicht in Öl)
300 g Cocktailtomaten
200 g Fetakäse
1 Glas schwarze Oliven (entkernt)
1 rote Zwiebel
2 EL Rapsöl
4 EL Balsamico

Zubereitung:

Bohnen abtropfen lassen, mit Wasser klar spülen und in eine Schüssel geben. Getrocknete Tomaten schneiden, Cocktailtomaten waschen und halbieren, Feta würfeln. Oliven klein schneiden, Zwiebeln schälen und in Ringe schneiden. Alles miteinander vermischen. Mit Öl, Essig, Salz und Pfeffer abschmecken.

Gefüllte Zucchinis

Zutaten (für 2 Personen):

3 mittelgroße Zucchini
200 g saure Sahne
1 TL Tomatenmark
200 g Schinken
10 Kirschtomaten
½ TL Chilipulver
1 Prise Salz, Pfeffer
200 g geriebener Gouda

Zubereitung:

Den Backofen auf 180 Grad Celsius vorheizen. Die Zucchini waschen, die Enden abschneiden und längs in zwei Hälften schneiden. Mit einem Löffel aushöhlen. Schinken in Würfel schneiden. Kirschtomaten waschen und halbieren. In einer Schüssel die saure Sahne mit dem Tomatenmark verquirlen, mit Salz, Pfeffer und Chilipulver würzen. Die Schinkenwürfel und die Kirschtomaten untermischen und die Zucchinihälften damit füllen. Gouda darauf verteilen und für ca. 30 Minuten im Ofen überbacken, bis sich der Käse goldgelb färbt.

Ideen für den Nachmittagssnack

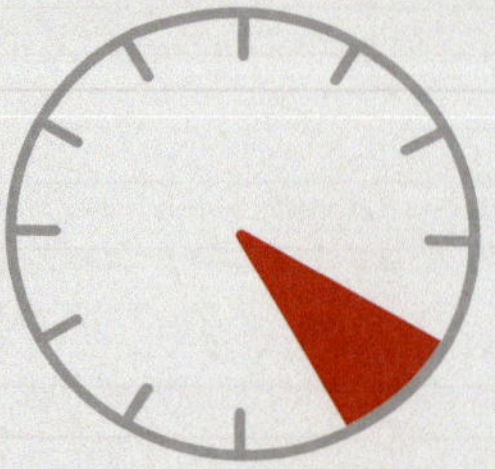

Thunfisch (im eigenen Saft)

Zutaten (für 1 Person):
100 g Thunfisch in der Dose (im eigenen Saft) vom Supermarkt.

Forellenfilet (abgepackt)

Zutaten (für 1 Person):
125 g geräuchertes Forellenfilet
1 EL Meerrettich (kein Sahne-Meerrettich)
Saft von 1/2 Zitrone

Zubereitung:
Forellenfilet mit Zitrone überträufeln und mit Meerrettich servieren.

Eine Handvoll Nüsse

Eine Handvoll ungesalzene und ungeröstete Nüsse. Es gibt bereits fertige Nussmischungen mit Walnüssen, Mandeln, Cashew-Nüssen und Haselnüssen.

2 - 3 gekochte Eier

Einfach am Vorabend ein paar Eier abkochen und tagsüber verzehren.

Vanille-Magerquark mit Nüssen

Zutaten (für 1 Person):

250 g Magerquark
1 Handvoll Nüsse (ungesalzen, ungeröstet)
½ Vanille-Joghurt (fettarm)

Zubereitung:

Alles in eine Schüssel geben und vermischen.

Hüttenkäse-Schinkenröllchen

Zutaten (für 1 Person):

100 g Kochschinken (max. 5 % Fett)
200 g Hüttenkäse (max. 4 % Fett)
Frisch gemahlener Pfeffer
Frische Kräuter wie z. B. Schnittlauch

Zubereitung:

Kochschinken mit Hüttenkäse bestreichen, mit Pfeffer und Kräutern würzen. Anschließend vorsichtig einrollen.

Honigmelone mit Parmaschinken

Zutaten (für 1 Person):

100 g Parmaschinken (max. 5% Fett)
½ oder 1 Honigmelone
Frisch gemahlener Pfeffer

Zubereitung:

Honigmelone in Streifen schneiden und den Schinken darüber legen. Mit Pfeffer würzen.

Gemüsesticks mit Kräuterquark-Dip

Zutaten (für 1 Person):

125 g Gemüse, z. B. Fenchel, Staudensellerie, Möhren, Paprika und Gurke
200 g Kräuterquark (Magerquark)

Zubereitung:

Gemüse putzen, waschen und entkernen, dann in Streifen schneiden – einfach in den Kräuterquark dippen!

Checke deinen Kühlschrank

Was nicht im Einkaufswagen landet, kann auch nicht gegessen werden. Deshalb im Supermarkt bewusst einkaufen und an der Süßwarenabteilung einfach vorbeigehen. Das spart nicht nur Zeit, sondern verhindert die unnötige Ansammlung von Fett.

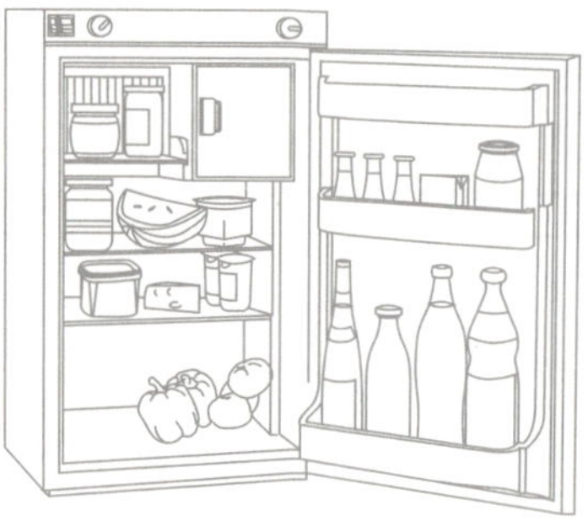

Das finden wir beispielsweise im Supermarkt

Gemüse & Salate	Obst
Brokkoli	Apfel
Paprika	Birne
Tomaten	Brombeeren
Radieschen	Granatapfel
Salate wie Feldsalat, Eisbergsalat, Rucola	Erdbeeren
	Himbeeren
Rettich	Zitrone
Gurke	Mandarine
Zwiebel	Avocado

Milch- & Sojaprodukte	Fleisch & Wurst & Eier
Bergkäse	Hähnchenbrustwurst
Harzer Käse	Putensteak
Körnerkäse / Hüttenkäse	Putenbrustwurst
Fettarme Milch	Kochschinken mager
Magerquark	Lachsschinken
Soja Drink	Eier, roh oder gekocht

Fisch
Lachs
Thunfischfilet
Forellenfilet
Heringsfilet

Vollkornprodukte & Brote
Leinsamenbrot
Roggenbrot
Vollkornnudeln
Vollkornbrot

Gewürze & Öle
Curry
Pfeffer
Paprika
Rapsöl
Leinöl

Nüsse & Aufstriche
Erdnussmus
Mandelmus
Nussmischung, ungesalzen und ungesüßt
Mandeln
Sesam

Das finden wir z. B. im Internet oder im Drogeriemarkt

Nahrungsergänzungsmittel
Soja-Eiweiß
L-Carnitin
Aminosäure

Restaurantbesuche und Lieferservice

Natürlich wirst du deine Speisen nicht immer selbst zubereiten können, sondern auch mal ein Restaurant aufsuchen oder die bequeme Variante des Lieferservices wählen. Auch hier können wir problemlos den KÖRPERSTOLZ®-Ernährungsplan einhalten.

Im Prinzip kann man auf alle Fisch-, Geflügel- und Fleischgerichte zurückgreifen und Nudeln, Reis und Kartoffeln einfach weglassen. Stattdessen orderst du einfach mehr Gemüse oder Salat, zum Beispiel:

- Gemischter Salat mit Putenbruststreifen
- Geflügelgericht mit Salat oder Gemüse
- Fischgericht (nicht paniert) mit Salat oder Gemüse
- Halbes Hähnchen (ohne Haut) mit gemischtem Salat

Beim Lieferservice ist der Asiate der Klassiker – z. B. Geflügelgerichte mit Gemüse, den Reis einfach abbestellen.

Krankheit und Ernährung

Du befindest dich mitten im KÖRPERSTOLZ®-Programm und es läuft gut. Plötzlich erwischt es dich und du liegst mit einer Erkältung im Bett. Du kannst jetzt zwar keinen Sport ausüben, aber die Ernährung behältst du trotzdem bei. Viele Menschen fallen jetzt wieder zurück ins alte Muster und stopfen Chips und Schokolade in sich rein. Sie sagen sich: wenn ich schon keinen Sport machen kann, dann gönne ich mir wenigstens etwas. Du machst das nicht, denn das KÖRPERSTOLZ®-Programm funktioniert auch in dieser Phase – kuriere dich aus und beginne danach wieder mit dem Sport. Du wirst sehen, trotz Krankheit geht die Fettverbrennung in deinem Körper weiter.

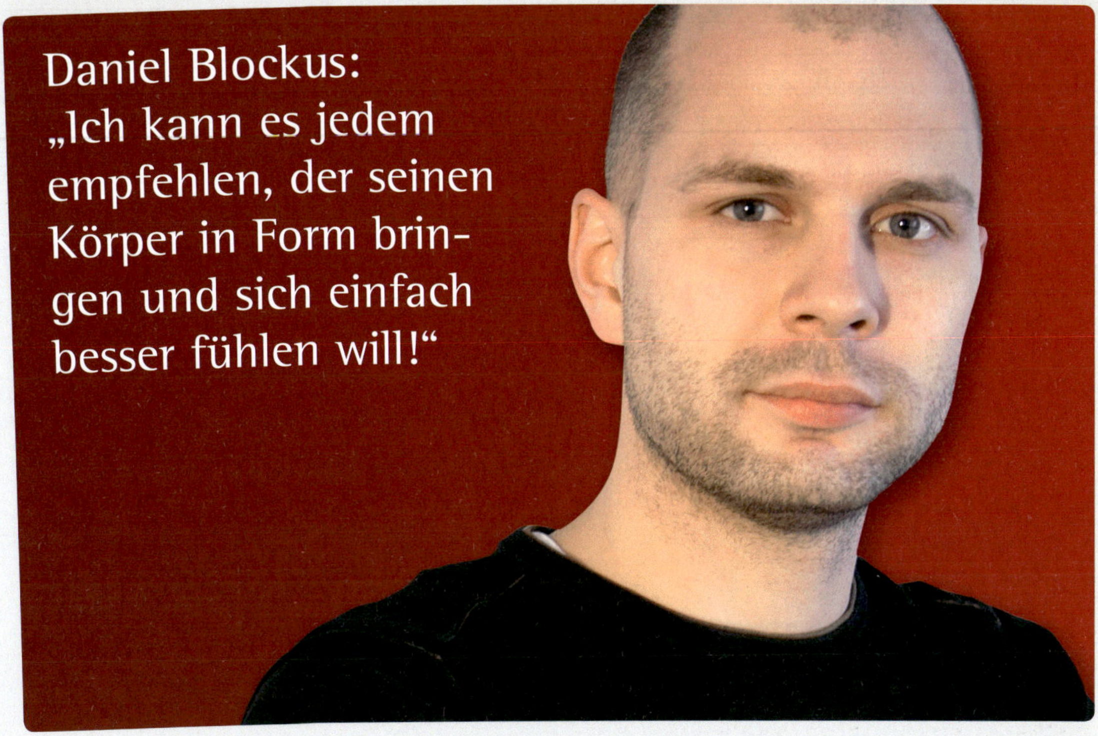
Daniel Blockus:
„Ich kann es jedem empfehlen, der seinen Körper in Form bringen und sich einfach besser fühlen will!“

Ich war eigentlich immer der Meinung, dass man ohne Reue essen kann und dass der Alltag ausreichend Bewegung bietet. Da ich von Natur aus schlank und sportlich bin, habe ich mir nie Gedanken um Gewicht oder Gesundheit gemacht. Allerdings kamen im Lauf der Zeit zusätzliche Pfunde im Hüft- und Bauchbereich sichtbar hinzu. Die Kombination von langen Arbeitszeiten, kaum Bewegung, Convenience-Food und dem Feierabend-Bier resultierten in 11 kg Gewichtzunahme. Außerdem klagte ich immer öfter über Nacken- und Kopfschmerzen, die ich mir nicht wirklich erklären konnte.

Mir selbst wäre die Veränderung wohl auch erst viel später aufgefallen – ich wurde aber durch gelegentliche, sich häufende Kommentare über mein „Wohlstandsbäuchlein" doch darauf aufmerksam. Langsam nagte das schlechte Gewissen, doch durch die Besuche im Fitness-Studio und die gelegentlichen Salat-Phasen konnte ich nicht wirklich eine Veränderung herbeiführen.

Bei einem zufälligen Treffen mit meinem ehemaligen Kollegen Michael erfuhr ich, dass es einen effektiveren Weg zum Ziel gab. Trotz meiner anfänglichen Skepsis, wirklich genug Zeit für ein umfangreiches Körpertraining zu finden und auch den inneren Schweinehund überwinden zu können, begann ich im März 2009 mit dem Programm. Ein Motivationsfaktor gleich am Anfang war sicherlich, die erschreckende Wahrheit auf den ersten Fotos zu sehen. Ich begriff: es ist höchste Zeit!

Die erste Trainingseinheit empfand ich als sehr hart! Ich wusste wirklich nicht, ob ich es durchziehen würde und zweifelte an meinem eigenen Durchhaltevermögen. Trotzdem schaffte ich es, das Training in meinen Alltag einzubauen und merkte nach kurzer Zeit, wie wenig Überwindung es kostete, jeden Morgen einfach 30 Minuten früher aufzustehen und das Programm zu absolvieren – denn der Lohn war, sich den ganzen Tag über wacher und fitter zu fühlen. Auch meine Ernährung stellte sich fast wie von selbst um – ich wollte die harte Arbeit nicht mit Pizza und Bier zunichte machen und hatte wirklich auch mehr Lust, ausgewogen und leicht zu essen.

Der Hauptgrund, weiter am Ball zu bleiben, war neben dem neuen, besseren Körpergefühl der sichtbare Erfolg, der schon auf den nächsten Fotos nur einen Monat später deutlich zu sehen war. Auch die

Daniels Körpermessdaten

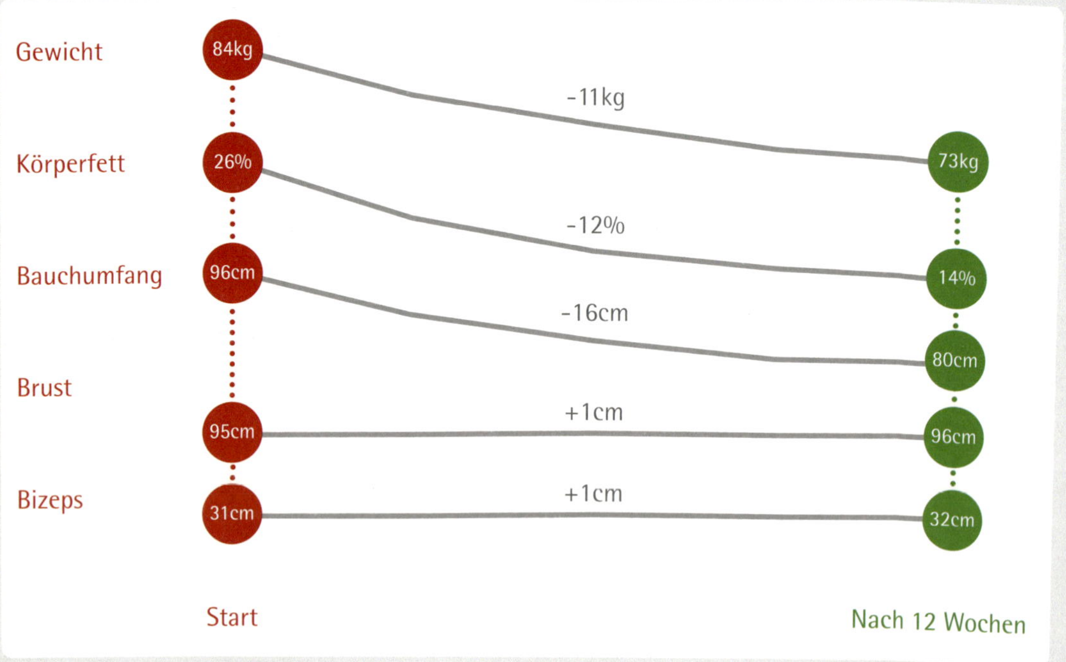

Daniel vor ...

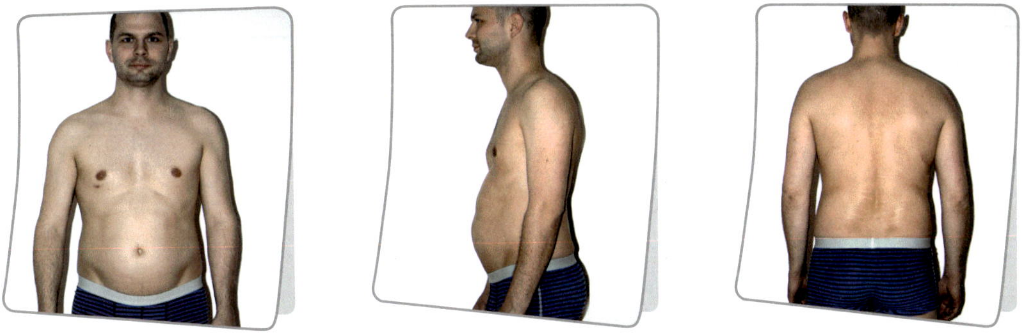

... und nach nur 3 Monaten KÖRPERSTOLZ®

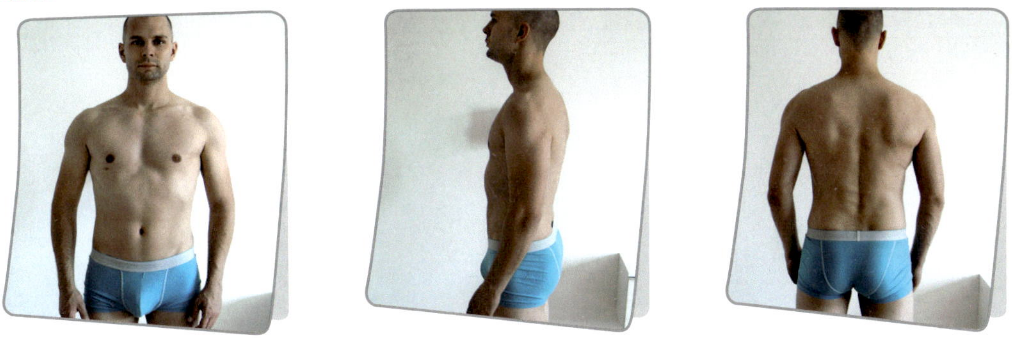

Daniel hat in drei Monaten seinen Körperfettwert von 26 Prozent auf 14 Prozent reduziert.

Fragen von Kollegen und Freunden, ob ich jetzt trainieren würde, waren eine Bestätigung und weiterer Antrieb für mich.

Jetzt, 3 Monate später, habe ich die 11 kg wieder runter bekommen und bemerke meine zusätzliche Kraft bei jeder Bewegung. Meine Kopf- und Nackenschmerzen gehören der Vergangenheit an. Auch die engeren Hemden haben ihren Weg zurück in den vorderen Teil des Kleiderschrankes gefunden und ich trage sie gerne, sogar mit einem kleinen bisschen Stolz. Nachdem das KÖRPERSTOLZ®-Programm in meinen täglichen Ablauf übergegangen ist, bin ich mir auch sicher, dass es mich weiterhin begleiten wird und mir immer einen wichtigen Ausgleich zum stressigen Arbeitsalltag bieten wird.

Ich bin nach wie vor begeistert von der Einfachheit und Logik des Trainings und kann es jedem empfehlen, der sich und seinen Körper in Form bringen und sich einfach besser fühlen will!

Beurteilung der positiven Auswirkung des KÖRPERSTOLZ®-Programms aus physiologischer Sicht

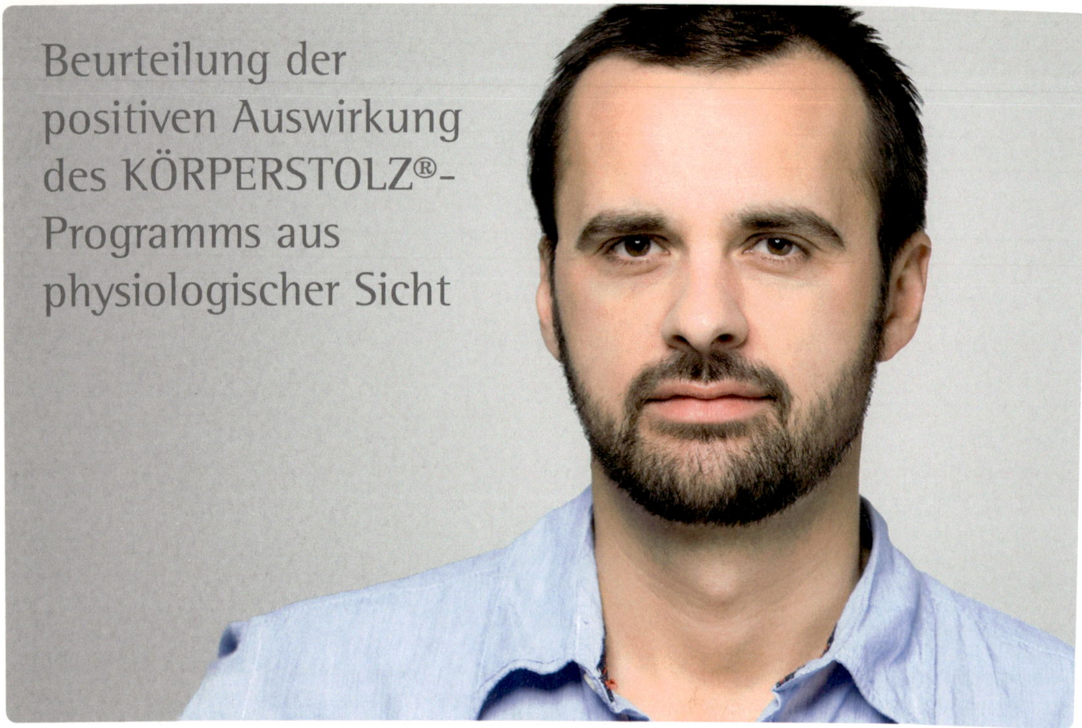

Georg Mathauser
Master of Chiropractics

Basis allen Lebens ist das Nervensystem. Es beeinflusst Struktur (Muskeln, Sehnen, Bänder, Fascien, etc.) Chemie (Organe) und Psyche. Am Beispiel von Herrn Blockus sieht man, dass sich wesentliche Dinge diesbezüglich geändert haben.
Strukturell haben sich aufgrund der sichtbaren körperlichen Veränderungen die Beweglichkeit der Gelenke verbessert und die muskulären und statischen Dysfunktionen aufgelöst (siehe Abbildung von Daniel auf Seite 103).

Im Einzelnen ist zu sagen, dass sich durch die Aufrichtung des Körpers von Herrn Blockus auch die Belastung der Bandscheiben wieder normalisiert hat. Durch die Verbesserung der Stoffwechsellage haben sich zum Beispiel die Flüssigkeitspolster der Zwischenwirbelscheiben (Bandscheiben) insofern verändert, als das sie belastbarer aber vor allem flexibler geworden sind. Ohne Flexibilität ist die Bewegung des Wirbelkörpers sprich die gesamte Funktion der Wirbelsäule stark eingeschränkt und es entstehen Kompensationen, d. h. für den Körper strukturelle Überbelastungen. Damit ist gemeint, dass sich am Bewegungsapparat Schmerzen zeigen können und diese dann auch entsprechend behandelt werden müssen.
Dazu ist aber bei kritischer Beobachtung zu sagen, dass diese Form

der Behandlung keine ursächliche sondern nur eine symptomatische Behandlung ist.
Im Falle von Herrn Blockus war genau dies lange Zeit das Problem. Es hat sich erst die Wirbelsäule und die dazugehörigen Strukturen (Nerv, Muskel, Bandscheibe etc.) regeneriert, als sich die Ernährung und die entsprechende Bewegung eingestellt haben. Dabei ist auch durch spezielle Behandlung (Chiropraktik, Osteopathie) der Körper wieder ins Lot gekommen.
Da sich ja wie oben schon beschrieben alles am Nervensystem orientiert, geht es nicht nur allein um Beschwerden am Bewegungsapparat. Auch die nervalen Versorgungsgebiete im Körper können empfindlich gestört werden und somit das periphere Nervensystem des Körpers beeinflussen. Bei all diesen Dingen ist das Thema dieses Buches Grundlage. Die dadurch erreichte Verbesserung der Lebensqualität wirkt sich natürlich ebenso positiv auf die Psyche aus.

Abschließend ist zu sagen, dass sich das in diesem Buch beschriebene Ernährungs- und Bewegungsprogramm bei korrekter Ausführung zu einem in jeglicher Hinsicht positiven Ergebnis entwickeln kann.

KÖRPERSTOLZ-WISSEN

Im letzten Kapitel von KÖRPERSTOLZ® informieren wir dich, wie du dein neues KÖRPERSTOLZ®-Gefühl und deine neue Lebensqualität dauerhaft halten und eventuell selbst Mentor für andere werden kannst, die auch auf der Suche nach einem gesteigerten Körper- und Selbstwertgefühl sind.

Wissenswertes

In diesem Kapitel haben wir dir interessante weiterführende Informationen zum KÖRPERSTOLZ®-Programm zusammengestellt. Aber auch wichtige Fragen zum Thema Training und Ernährung, die bei den KÖRPERSTOLZ®-Probanden aufgetaucht sind, werden wir dir kurz beantworten.

Der Muskel – in ihm steckt mehr als man denkt...!

Trainierte Muskeln haben ungeahnten Einfluss auf uns. Sie verjüngen, sind maßgeblich für die Fettverbrennung verantwortlich und beeinflussen das Immunsystem positiv. Sie werden sogar mit der Steigerung der geistigen Fähigkeiten in Zusammenhang gebracht.
Bislang galt der Muskel unter Medizinern und Sportwissenschaftlern lediglich als ausführendes Organ, als Motor. Muskeln halten den Körper aufrecht. Sie stabilisieren die Gelenke und beugen Knieschäden, Rückenschmerzen oder Schulterproblemen vor. Muskelaufbau wurde in den Augen vieler Menschen vor allem von Spitzensportlern und Bodybuildern betrieben.
Doch heute ist die Liste der bekannten positiven Wirkungen des Muskelsystems weit umfangreicher:

- Schon nach 6 bis 12 Wochen Training entstehen im Muskel Gefäßausweitungen, sodass das Blut besser fließt. Das wirkt sich bei leichtem Bluthochdruck positiv aus.
- Übungen für Nacken- und Schultermuskulatur helfen gegen chronische Nackenschmerzen.
- Richtig durchgeführtes Muskeltraining stärkt die Knochen und mindert die Schmerzen bei Gelenkbeschwerden.
- Durch Kontraktion des Muskels werden Signale freigesetzt, die Zellen zur Produktion des stabilisierenden Kollagens anregen. Dieses langkettige Eiweiß stärkt die Sehnen und strafft dabei auch die Haut.
- Die Fettschicht der Haut ist umso dünner, je größer der darunter liegende Muskel ist.
- Botenstoffe der Muskeln regen den Fettabbau an und wirken entzündungshemmend. Der Sportler bekommt ein immer resistenteres Immunsystem.

KÖRPERSTOLZ® Erkenntnis:
Muskeln verbrennen Fett.
Muskeln sind das Make-Up von innen!

- Forscher behaupten, kontraktierendes Muskelgewebe schütte ein spezielles Eiweiß aus, von dem man bisher glaubte, es würde vom Gehirn produziert. Dieses Eiweiß rege wohl Nervenzellen zum Wachstum an. Auf lange Sicht bedeutet dies, dass aktiven Menschen auch im Alter ein hohes Maß an Intelligenzleistung erhalten bleibt. Die Aussage: „Viele Muskeln – wenig Hirn" wird dadurch eindeutig widerlegt.

Die richtige Atemtechnik

Vermeide gepresstes Atmen! Die falsche Atemtechnik zeigt sich bei vielen Kraftsportlern im Fitness-Studio:

- Kopf hochrot
- Halsadern extrem angeschwollen
- Zähne zusammengebissen

Wenn man unter hoher Belastung die Luft anhält, staut sich diese automatisch im Bauchraum. Bauch- und Rückenmuskulatur werden angespannt um die Wirbelsäule zu schützen. Nur durch genau diese Anspannung steigt der Blutdruck – und damit die ungesunde Belastung. Während des Trainings ist eine gleichmäßige, fließende Atmung wichtig.

Denke immer daran:
Einatmen bei der Entlastung und
Ausatmen bei Belastung.

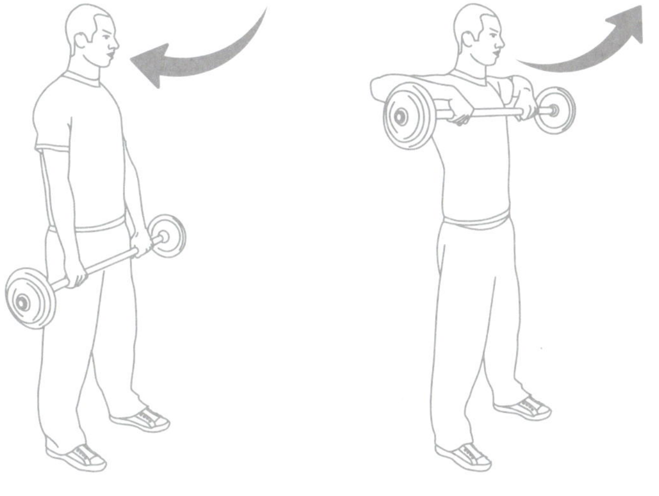

Verletzungen vorbeugen – 8 Regeln

Verletzungen halten dich auf und werfen dich in deinem Vorhaben zurück. Beachte folgende 8 Regeln:

1. Schenke den Aufwärmübungen sowie den Dehnübungen ausreichend Aufmerksamkeit.

2. Passe das Training an deine körperliche Verfassung an.

3. Halte dich stets an die korrekte Ausführung der Übungen.

4. Verhindere verfälschte Übungen, bei denen man mit Schwung arbeitet.

5. Vermeide Überbelastungen und denke an angemessene Erholungsphasen nach und zwischen den Trainingseinheiten.

6. Achte auf geeignete Bekleidung und Ausrüstung beim Sport (zum Beispiel gutes Schuhwerk beim Laufen und die passende Schwimmbrille).

7. Bei Krankheiten oder Verletzungen unbedingt eine Sportpause einlegen – dann allmählich wieder beginnen (Sport unter Schmerzen auszuüben ist kontraproduktiv!).

8. Bei gesundheitlichen Problemen (Bluthochdruck, Schwindelanfällen, etc.) und bei langer Bewegungsabstinenz wird dringend zu einem sportmedizinischen Check geraten.

Die PECH-Regel

Auch die umsichtigsten Sportler erleiden mal eine Verletzung. Schnelles Handeln ist dann gefragt. Die Sofortmaßnahmen der einfachen PECH-Regel helfen, den Schaden einzudämmen.

(P) ause

Sofort mit dem Sport aufhören und betroffenes Körperteil ruhig stellen und Verletzung untersuchen lassen.

(E) is

So schnell wie möglich ausreichend kühlen um Blutergüsse, Schwellungen und Schmerzen zu mindern. Kühlung sporadisch wiederholen. Bei offenen Wunden nicht kühlen!

(C) ompression

Nach Blutergüssen an Gelenken, Gelenkzerrungen, Schwellungen der Gliedmaßen und Prellungen Verband mit mäßiger Spannung anlegen.

(H) ochlagern

So linderst du Schwellungen und Schmerzen des verletzten Körperteils.

Kühlung, Hochlagerung und Druckverband am besten gleichzeitig durchführen. Nach einer Sportverletzung sollte immer eine Diagnose durch einen Arzt erstellt werden. Bevor du das Training wieder aufnimmst, muss die Verletzung immer ausgeheilt sein. Sonst entstehen erneute Verletzungen oder gar Folgeschäden.

Irrtümer, Irrglaube und Fitnesslügen

Unsere Erfahrung hat gezeigt, dass sich immer noch einige Trainings- und Ernährungsmythen halten. Nachfolgend haben wir die wichtigsten Irrtümer für dich richtiggestellt:

Wenn man abnehmen will, muss man mit leichter Anstrengung (wenig Gewichten) und vielen Wiederholungen trainieren!

Gewebestraffung erfolgt nur durch Auslastung der Muskulatur – zu viele Wiederholungen bringen diesbezüglich nicht viel! Wer nach den Aufwärmübungen den Muskel starker Belastung aussetzt, fügt seiner Muskulatur mikroskopisch kleine Risse zu, sodass sie stärker und fester wird, wenn sie sich regeneriert. Keine Angst – das ist ein völlig natürlicher und unbedenklicher Vorgang.

Protein (Eiweiß) ist doch nur etwas für Bodybuilder und schadet Niere und Leber!

Im Laufe unserer Recherchen und in vielen Gesprächen mit KÖRPERSTOLZ® Projektteilnehmern sind wir verstärkt mit diesem Irrglauben konfrontiert worden, so dass wir nochmals gezielt darauf eingehen wollen.

Fettarmes Molke- oder Sojaprotein ist gesund und nicht schädlich. Es besteht aus tierischen oder pflanzlichen Inhaltsstoffen. Eine eiweißreiche Ernährung trägt in Verbindung mit Training zu Muskelaufbau und Fettabbau bei, glättet die Haut, sorgt für glänzende Haare und starke Nägel. Eiweiß ist der Baustoff für jede Gewebeart des Körpers. Mit Eiweiß ist die Körperstraffung nahezu garantiert.
Jeder nimmt Protein über die Ernährung in Form von Fisch-, Fleisch- oder Milchprodukten zu sich. Da der Körper einige lebenswichtige Aminosäuren, die Bausteine von Eiweiß, selbst nicht herstellen kann, müssen sie ihm regelmäßig zugeführt werden. Viele haben Angst davor, bei erhöhtem Eiweißkonsum und sportlicher Betätigung zu viel Muskelmasse aufzubauen. Für überdimensionalen Muskelaufbau ist neben Training auch eine Veranlagung zur gesunden Produktion des körpereigenen Hormons Testosteron notwendig. Nur wenige sind genetisch so veranlagt, derart Muskelmasse zu generieren.
Über Geschmack lässt sich bekanntlich streiten. Mixe dir den Protein-Shake mit wasserhaltigen Früchten wie Apfel, Birne oder Beeren. Ein weiterer Vorteil ist die problemlose Einbindung von Protein-Shakes in deinen Alltag.

Er ist schnell zubereitet, dient als Mahlzeitersatz, ist kohlenhydratarm und das Pulver ist reisetauglich. Kombiniere zu den eiweißhaltigen Mahlzeiten unbedingt reichlich Gemüse und Salat. Diese basenreichen Lebensmittel helfen dir, die durch Eiweiß im Körper gebildete Säure zu neutralisieren.

Erst nach mindestens 20 Minuten setzt die Fettverbrennung ein!

Falsch! Das hieße ja, dass bei einer Stunde Sport lediglich 40 Minuten Fett verbrannt werden. Es wird ab der allerersten Minute Fett verbrannt!

Man soll zwei Stunden nach dem Sport nichts essen!

Es ist zwar richtig, dass man direkt nach dem Sport nicht den Kopf in den Kühlschrank stecken und sich wahllos darin vergreifen sollte. Allerdings ist der Verzicht auf Essen ebenfalls kontraproduktiv. Auch hier gilt die Regel: kohlenhydratarm und eiweißreich. Ein mit Wasser zubereiteter Protein-Shake unterstützt den Körper bei Regeneration und Fettverbrennung.

Muskelkater wird durch Milchsäure verursacht!

Wie zuvor beschrieben, handelt es sich beim Muskelkater um einen durch winzige Muskelfaserrisse verursachten und rasch vorübergehenden Prozess. Das kann lästig sein – ist aber harmlos. Im Übrigen kann man Muskelkater weder mit Wärmebehandlungen noch mit Salben aus der Apotheke verhindern oder lindern. Eine angemessene Ruhepause sollte eingeleitet werden.

Regelmäßiges Joggen ist schädlich für die Gelenke!

Durch Bewegung werden die Gelenke geschmiert und der Knorpel mit Nährstoffen versorgt. Es wird also einer Gelenkabnutzung vorgebeugt. Auch die Muskeln, die sich durch das Laufen aufbauen, entlasten deine Gelenke im Alltag. Neulinge sollten es trotzdem erst mal langsam angehen lassen. Die richtige Dosierung macht's! Einsteiger sollten mit 20 Minuten beginnen und sich langsam auf 45 Minuten hoch arbeiten. Bei extremen Übergewicht sollte mit gelenkschonenden Sportarten begonnen werden, z. B. schwimmen oder Radfahren.

Krafttraining ist nur etwas für junge Menschen!

Gerade ältere Menschen erzielen einen hohen Nutzen, weil durch Krafttraining im Alter der Muskelabbau deutlich verlangsamt wird. Sportliche Betätigung verhindert schnelleren Knochenabbau (Osteoporose) im Alter und fördert die Qualität der Knochensubstanz. Aber auch an dieser Stelle sei darauf aufmerksam gemacht, dass der Körper bei Einsteigern Belastungsspitzen ausgesetzt ist, die gesundheitlichen Mängel akut werden lassen. Gerade im höheren Alter sollte man vor Aufnahme von Kraftübungen einen Arzt konsultieren.

Abnehmen nur mit Ausdauersport!

Für optimales Abnehmen sollte Ausdauersport (Cardio) mit Kraftsport kombiniert werden. Nur aktivierte Muskeln helfen, das Körperfett effektiv und schnell zu verbrennen!

Wer schnell schwitzt, ist untrainiert!

Gut trainierte Sportler schwitzen in der Regel schneller und heftiger, da ihr Körper mit einer besseren Thermoregulierung arbeitet. Schwitzen ist also ein Zeichen dafür, dass sich der Körper auf die Trainingseinheit einstellt – die erzeugte Wärme wird abtransportiert. Ob jemand viel oder wenig schwitzt, hängt von der jeweiligen genetischen Veranlagung ab.

Nur wenn man schwitzt, verbrennt man Fett!

Schwitzen hat gar nichts mit der Fettverbrennung zu tun! Wer schwitzt, verliert Wasser und Nährstoffe, die dem Körper wieder zugeführt werden sollten.

Wenn man das Krafttraining abbricht, hängen die Muskeln herunter!

Natürlich baut sich ein Muskel ab, wenn er weniger Belastungen ausgesetzt ist. Steigt man aber wieder in das Training ein, so geht der Wiederaufbau wesentlich schneller. Dabei handelt es sich um den sogenannten „Memory-Effekt" des Muskels.

Starke Muskeln machen unbeweglich!

Keineswegs werden augenscheinlich große Muskeln die Beweglichkeit einschränken. Das Gegenteil ist der Fall: Durch regelmäßige Belastung werden höhere Dehnungswinkel erreicht als ohne.

Wer Cola oder Limonade durch Cola Light und Limo Light ersetzt, nimmt ab!

Durch gezieltes Marketing erzeugen Light-Getränke eine gewisse trügerische „Sicherheit". Viele bilden sich ein, sie würden bereits durch Cola Light oder Diätlimonade Gutes für ihre Figur tun und könnten deshalb einen anderen Teil einer gesunden Ernährung vernachlässigen.

Light-Getränke enthalten schlichtweg künstliche Süßstoffe, also nichts was dein Körper zur Gewichtsreduzierung benötigt. Unser Tipp: Saftschorle im Verhältnis ein Viertel Saft plus drei Viertel Wasser.

Spät essen setzt Fett an!

Wer wie beschrieben öfter am Tage kleinere Mahlzeiten zu sich nimmt, hört in der Regel ohnehin ein bis zwei Stunden vor dem zu Bett gehen auf, etwas zu sich zu nehmen. Wer dennoch Hunger verspürt und tatsächlich auf kohlenhydratreiche Nahrungsmittel zurückgreift, erlebt es: Diese Kost geht direkt auf die Hüfte!
Wer darauf achtet, zu später Stunde Eiweißhaltiges und Kohlenhydratfreies zu sich zu nehmen, befindet sich immer auf der sicheren Seite.

Süßstoff anstelle von Zucker ist die Lösung!

Beim Verzehr von Süßstoff wird dem Gehirn Zuckerzufuhr vorgetäuscht. Appetit wird erzeugt. Der Organismus schüttet nach der Aufnahme von Süßstoff automatisch Insulin aus. Genau dadurch wird die Fettverbrennung gebremst. Fazit: Wer sich das Leben versüßt, verzehrt automatisch mehr als geplant war und nimmt weniger ab oder verliert gar kein Fett.

Obst aus der Dose ist eine Alternative!

Es ist keine Alternative. Dosenobst ist meist mit Zucker versetzt und mit Zitronensäure haltbar gemacht. Außerdem enthält es weniger Vitamine. Es geht nichts über frisches Obst!

Abschluss deines KÖRPERSTOLZ®-Projektes

Wenn du alle Anweisungen befolgst, wirst du in Kürze deinen Körper zu einer Fettverbrennungsmaschine umfunktionieren und ihm endlich die Form geben, die er verdient hat. Deine Freunde und Verwandten werden dich auf die positive Veränderung ansprechen und dich fragen: Sag' mal, wie hast du das geschafft?

Du musst dich sicher das ein oder andere Mal beherrschen und einen starken Willen beweisen. Und du wirst die Vorzüge kohlenhydratarmer und eiweißreicher Ernährung sowie körperlicher Fitness kennen lernen. Du trägst dann deine Kleidung bestimmt einige Nummern kleiner, hast dich nicht nur physisch, sondern auch mental weiterentwickelt. Du weißt jetzt, dass du alles schaffen kannst, sofern du ein Ziel hast, den Weg dorthin kennst und den dafür notwendigen Willen besitzt. Jetzt stellt sich die große Frage: Wie kann man sich diesen Erfolg auch langfristig sichern?

Dauerhaft erfolgreich

Du hast mittlerweile deine Ernährung erfolgreich umgestellt, dir das Trainingskonzept angeeignet und der Erfolg hat sich eingestellt. Jetzt ist es an der Zeit, deinen persönlichen KÖRPERSTOLZ®-Weg zu finden. Wie eingangs schon erwähnt, ist KÖRPERSTOLZ® nicht mit einer Diät gleichzusetzen. Für uns ist es vielmehr eine Lebenseinstellung, die sich mittlerweile in unserem Alltag eingespielt hat. KÖRPERSTOLZ® führt nicht nur zu einem athletischeren, gesunderen Körper, sondern nachhaltig zu einer Steigerung der Lebensqualität.

Jeder kann für sich selbst entscheiden, in welcher körperlichen Verfassung er sich am wohlsten fühlt. Demnach kann auch jeder selbst bestimmen wie lange und wie intensiv er das KÖRPERSTOLZ®-Programm verfolgt. Willst du es wirklich wissen? Dann halte dich an die im Buch beschriebenen Ernährungs- und Trainingshinweise und durchlaufe alle drei KÖRPERSTOLZ®-Stufen. Im Anschluss kannst du dir aus den im Buch aufgeführten Übungen auch dein persönliches Fitnessprogramm zusammenstellen.

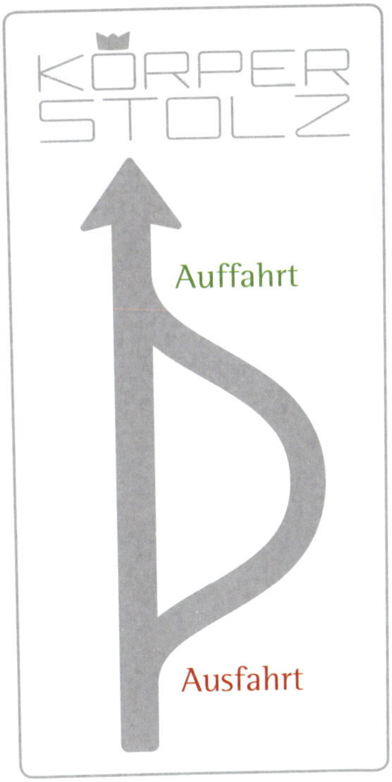

Gehe den KÖRPERSTOLZ®-Weg einfach weiter! Dieser Weg ist mit einer Autobahn zu vergleichen. Du weißt jetzt, dass dich diese Autobahn zum Ziel, zu deinem eigenen KÖRPERSTOLZ® führt. Du kannst aber gerne mal die eine oder andere Abfahrt hinaus fahren und dort die Aussicht genießen, allerdings darfst du die Autobahn nie aus den Augen verlieren und solltest immer wieder zurück auf die Auffahrt finden.

Eine ausgewogene, kohlenhydratarme und eiweißreiche Ernährung muss künftig beibehalten werden. Wenn du Kohlenhydrate zu dir nimmst, achte darauf, dass es sich dabei um komplexe Kohlenhydrate handelt. Du kannst jetzt ruhig auch mal mittags zu komplexen Kohlehydraten greifen. Allerdings gilt nachmittags nach 15 Uhr weiterhin: Essen gerne, allerdings nur eiweißreiche Produkte kombiniert mit Gemüse und Salat.

Das KÖRPERSTOLZ®-Ass

Wir sind aber auch keine Moralapostel und auch nicht von Klostermauern umgeben. Wir nehmen wie du am ganz normalen Leben teil. Und natürlich kommt es vor, dass Ausnahmen die Regel bestätigen. Hier einige Lebenssituation, die immer mal vorkommen können:

- Du gehst schick aus und gönnst dir ein schmackhaftes 5-Gänge-Menü.
- Du bist auf eine Hochzeit eingeladen und willst den Tag auch aus kulinarischer Sicht wie dein Tischnachbar erleben.
- Du bist wieder mal mit deinen Jungs unterwegs und man trinkt mal einen über den Durst.
- Du bist auf Geschäftsreise und aufgrund des engen Terminkalenders gab es keine andere Möglichkeit, als auf der Autobahnraststätte in eine Fast Food Kette einzukehren.

Mit diesen Umständen werden wir auch in Zukunft konfrontiert. Deswegen bekommst du ein KÖRPERSTOLZ®-Ass, das bei Bedarf gezogen werden kann.
Wer so konsequent ist wie du, hat sich definitiv eine Belohnung verdient. Das bedeutet, dass du in den genannten Situationen ruhigen Gewissens einen Tag einlegen kannst, an dem du dir nach Herzenslust alle Speisen und Getränke gönnst. Wir machen das nicht, um deiner Nachgiebigkeit einen Gefallen zu tun, sondern um deine Erfolge langfristig zu sichern. Wichtig dabei ist, das KÖRPERSTOLZ®-Ass wirklich nur bei Bedarf zu spielen. Nach diesem Jokertag treten wir einfach auf die Bremse und stellen unseren Tempomaten wieder auf Normalgeschwindigkeit ein. Das heißt im Klartext: Achte in den darauffolgenden Tagen darauf, dass du nachmittags und abends keine Kohlenhydrate zur dir zu nimmst. Probiere es einfach aus!

Ein guter Vergleich ist auch das Thema Finanzen. Sicherlich erinnerst du dich in der Vergangenheit an Situationen, in denen du dich finanziell etwas zu weit aus dem Fenster gelehnt hast:

- Du hast beim Ausgehen zu viel Geld gebraucht.
- Beim Shoppen hast du \`ne ganz schöne Summe liegen lassen.
- Dein Hobby hat mal wieder zu viel Geld gekostet.
- Der Urlaub war doch teurer als anfangs kalkuliert.

Danach musst du ebenfalls einen Gang zurück schalten und besser haushalten, sonst ist schon bald dein Konto überzogen. Somit sind wir alle wohl oder übel gezwungen unser Konsumverhalten zu regulieren. Tun wir das nicht, sind wir irgendwann hoffnungslos verschuldet. Übertrage doch einfach dieses Finanz-Prinzip auf deinen Lebenswandel in puncto Sport und Ernährung.

Hilf mit!

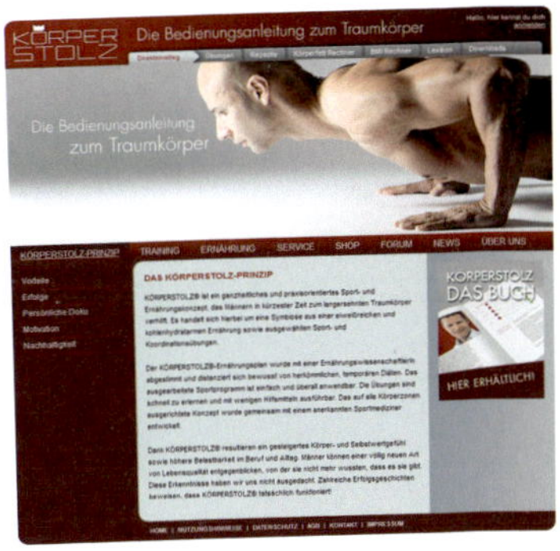

Wir würden uns sehr freuen, dich im Forum unserer Website begrüßen zu dürfen: www.koerperstolz.de

Sehr wichtig dabei ist, dass du deinen Körper im Blick behältst und auf Veränderungen ausgleichend reagierst. Hier ist der Bauchumfang als Kontrollmechanismus wesentlich aussagekräftiger als das für so wichtig gehaltene Gewicht. Das bedeutet: Bleibe den KÖRPERSTOLZ®-Übungen, den Cardio-Einheiten und der KÖRPERSTOLZ®-Ernährung treu. Reguliere die Trainingshäufigkeit in Eigenverantwortung. Und denk immer daran:

„...Konsequenz ist sexy!"

Du bist jetzt auf dem richtigen Kurs. Es ist an der Zeit, dass du die Kontrolle über deinen Körper behältst und somit deine Mühe und die Arbeit in den letzten Wochen nicht leichtfertig verschenkst.

Auf sich selbst stolz zu sein und etwas vollbracht zu haben ist ein sensationelles Gefühl und wird zu weiteren positiven Ereignissen in deinem Leben führen. Auf www.koerperstolz.de/forum freuen wir uns sehr über eure Erfahrungsberichte und weitere Tipps, die anderen mit den gleichen Bedürfnissen helfen können.

„Gesundheit erflehen die Menschen von den Göttern. Dass es aber in ihrer Hand liegt, diese zu erhalten, daran denken sie nicht."
(Demokrit 460 – 350 v. Chr.)

KÖRPERSTOLZ® im Internet: www.koerperstolz.de

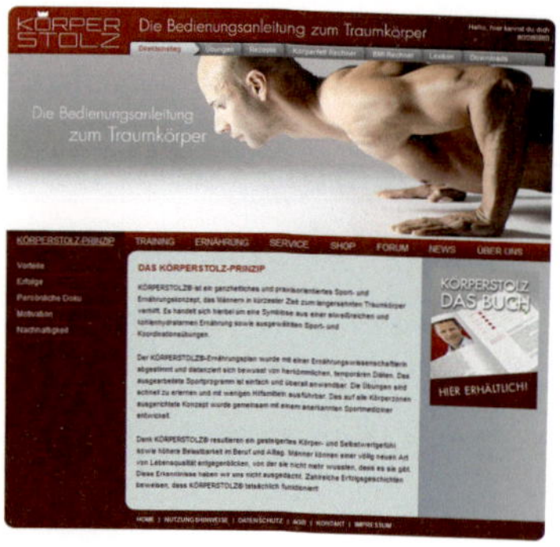

Unsere Internetpräsenz www.koerperstolz.de hilft dir, dein persönliches KÖRPERSTOLZ®-Projekt umzusetzen. Entdecke die verschiedenen Funktionen unseres Internetservices: Beispielsweise kann die praktische KÖRPERSTOLZ®-Doku kostenlos heruntergeladen werden. Ferner stehen hilfreiche Tools wie zum Beispiel der Körperfett-Rechner oder der BMI-Rechner zur Verfügung.

Sei Teil der KÖRPERSTOLZ®-Community!

Nutze unsere Foren-Themen und tausche dich hier mit Gleichgesinnten aus. Berichte von deinen Erfahrungen und teile deine Erfolgsgeschichten mit oder stelle ganz einfach deine Fragen an unser Moderatorenteam.

Der KÖRPERSTOLZ®-Shop

Nutze für deinen persönlichen KÖRPERSTOLZ® unseren Online-Shop.

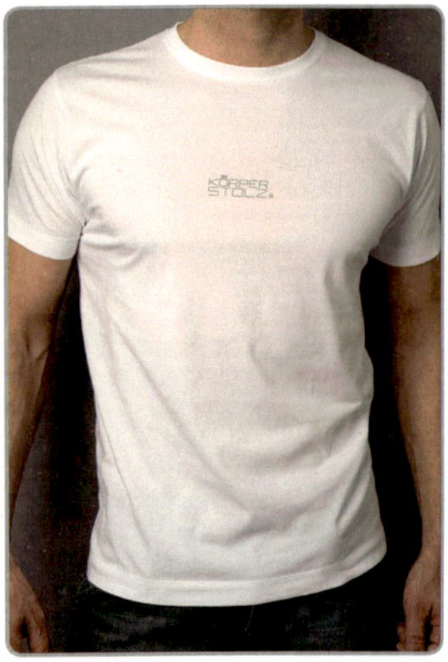

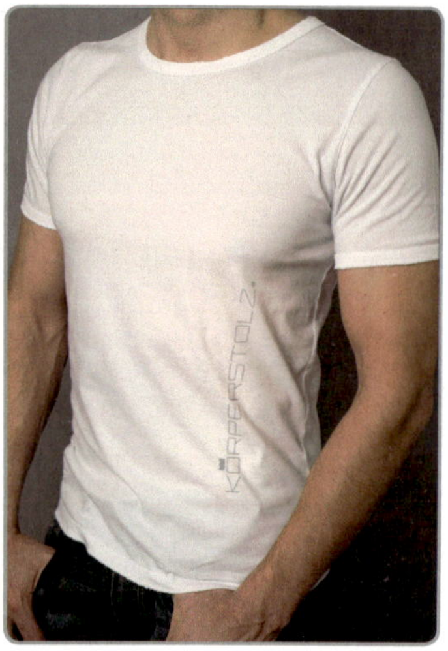

Die KÖRPERSTOLZ®-Shirts gibt es exklusiv in unserem Online-Shop unter www.koerperstolz.de.

Register

Impressum

Bibliografische Information der Deutschen Nationalbibliothek

Die Deutsche Nationalbibliothek verzeichnet diese Publikation in der Deutschen Nationalbiografie. Detaillierte bibliografische Daten sind im Internet unter http://dnb.d-nb.de abrufbar.

ISBN

ISBN 978-3-00-030422-4

Die Marke KÖRPERSTOLZ®

Verlag

Körperstolz Verlag, Körperstolz GbR, Unterföhring

Umschlaggestaltung, Buchgestaltung und Satz

André Köhl | Kommunikation & Design, Losheim am See
www.andrekoehl.de

Lektorat und Gestaltung

Christina Wiedemann, München (Diplom-Ökotrophologin)
www.mehrlebensqualitaet.com

Korrektorat

Sophie Blockus, München

Bildnachweis

Fotoproduktion: Iris Männel, München (Cover, S. 8, 25, 33-43, 46-63)
Illustration: Jean-Marc Gerhards, Köln
Privat: S. 27, 45, 64-66, 85, 101, 103, 104

Druck und Bindung
Aumüller Druck GmbH & Co. KG
Gedruckt auf säurefreiem und chlorfrei gebleichtem Papier.
Printed in Germany.

KÖRPERSTOLZ® im Internet
www.koerperstolz.de

Haftungsausschluss

Die Ratschläge in diesem Buch sind von den Autoren und vom Verlag sorgfältig erwogen und geprüft. Sie bieten jedoch keinen Ersatz für kompetenten medizinischen Rat. Jede Leserin und jeder Leser ist für sein eigenes Handeln selbst verantwortlich. Alle Angaben in diesem Buch erfolgen daher ohne jegliche Gewährleistung oder Garantie seitens des Autors und des Verlages. Eine Haftung des Autors bzw. des Verlages und seiner Beauftragten für Personen, Sach- und Vermögensschäden ist ausgeschlossen.

Danksagung

Körperstolz-Probanden

André Köhl, Losheim am See

Daniel Blockus, München

Robert Cavar, Frittlingen bei Rottweil

Unterstützung bei der Textarbeit

Christine Bayerl, Unterföhring

Dajana Cikan-Beck, Singen

Oliver Richter, London

Beratung bei den Fitnessübungen

Dr. med. Eduard Erdeljac, München (Sportmediziner)

Thomas Dapp, Singen

Rechtsberatung

Boris Zirlewagen, Singen (Rechtsanwalt)

Martin Rupprecht, München (Rechtsanwalt)

Cover-Model

Michael Weckerle, Freising

Webdesign und Programmierung

André Köhl, Losheim am See

Johannes Kiehl, Leipzig

Requisiten Fotoshooting

designfunktion Ges. f. moderne Bürogestaltung mbH, München

Trainings-Kurzanleitungen auf einen Blick zum Ausschneiden oder Kopieren

KÖRPER STOLZ

STUFE 1

AUFWÄRMEN

1. Kirschen Pflücken .... 15 x pro Seite
2. Seitlicher Ausfallschritt .... 10 x pro Seite
3. Soldat .... 30 x
4. Schattenboxen „Starke Gerade“ .... 15 x pro Seite
5. Schattenboxen „Kinnhaken“ .... 15 x pro Seite

Aufwärmübungen 1 bis 5 hintereinander durchführen.

KÖRPERSTOLZ® STUFE 1

1. T-Liegestütz .... 5 x pro Seite
2. Supermann .... 15 x
3. Albatross (mit Gummiband) .... 15 x
4. Bauchaufzug .... 15 x

   60 Sekunden Pause

5. Sturzflug-Liegestütz .... 15 x
6. Körperbrett 1. Grad .... 45 Sekunden
7. Katholik .... 15 x pro Seite

   60 Sekunden Pause

8. Seitlicher Hebezug (mit Gummib.) .... 15 x
9. Aufzug (mit Gummiband) .... 15 x
10. Frosch .... 15 x

   60 Sekunden Pause

Übungen 1 bis 10 hintereinander 3 x wiederholen.
Richtzeit pro Durchgang: 10 Minuten.

DEHNEN

1. Specht .... 10 Atemzüge
2. Storch .... 10 Atemzüge
3. Wandschieber .... 10 Atemzüge
4. Körperknoten .... 10 Atemzüge
5. Blockadelöser .... 10 Atemzüge

www.koerperstolz.de

Dehnübungen 1 bis 5 hintereinander durchführen.
Ausführliche Hinweise im Buch ab Seite 30 beachten!

KÖRPER STOLZ

STUFE 2

AUFWÄRMEN

1	Kirschen Pflücken	15 x pro Seite
2	Seitlicher Ausfallschritt	10 x pro Seite
3	Soldat	30 x
4	Schattenboxen „Starke Gerade“	15 x pro Seite
5	Schattenboxen „Kinnhaken“	15 x pro Seite

Aufwärmübungen 1 bis 5 hintereinander durchführen.

KÖRPERSTOLZ® STUFE 2

1	T-Liegestütz	10 x pro Seite
2	Soldat	30 x
3	Bauchblinker	15 x pro Seite
4	Körperbrett 2. Grad	60 Sekunden
	60 Sekunden Pause	
5	Aufsteiger (mit Stuhl)	10 x pro Seite
6	Applaus	10 x
7	Fliegender Katholik	15 x pro Seite
	60 Sekunden Pause	
8	Brücke (mit Stuhl)	20 x
9	Adler (mit Gummiband)	20 x
10	Nachsitzen	60 Sekunden
	60 Sekunden Pause	

Übungen 1 bis 10 hintereinander 2 x wiederholen.
Richtzeit pro Durchgang: 15 Minuten.

DEHNEN

1	Specht	10 Atemzüge
2	Storch	10 Atemzüge
3	Wandschieber	10 Atemzüge
4	Körperknoten	10 Atemzüge
5	Blockadelöser	10 Atemzüge

www.koerperstolz.de

Dehnübungen 1 bis 5 hintereinander durchführen.
Ausführliche Hinweise im Buch ab Seite 30 beachten!

KÖRPER STOLZ

STUFE 3

AUFWÄRMEN

1	Kirschen Pflücken	15 x pro Seite
2	Seitlicher Ausfallschritt	10 x pro Seite
3	Soldat	30 x
4	Schattenboxen „Starke Gerade"	15 x pro Seite
5	Schattenboxen „Kinnhaken"	15 x pro Seite

Aufwärmübungen 1 bis 5 hintereinander durchführen.

KÖRPERSTOLZ® STUFE 3

1	Taucher	15 x
2	Schere	15 x pro Seite
3	Legionär	15 x
4	Rücken Drücken (mit 2 Stühlen)	15 x
	60 Sekunden Pause	
5	Spinne	10 x pro Seite
6	Körperbrett 3. Grad	60 Sekunden
7	Kicker	12 x pro Seite
	60 Sekunden Pause	
8	Pick Nick	15 x
9	Hände Hoch	15 x
10	Hydrant	15 x
	60 Sekunden Pause	

Übungen 1 bis 10 hintereinander 2 x wiederholen.
Richtzeit pro Durchgang: 15 Minuten.

DEHNEN

1	Specht	10 Atemzüge
2	Storch	10 Atemzüge
3	Wandschieber	10 Atemzüge
4	Körperknoten	10 Atemzüge
5	Blockadelöser	10 Atemzüge

Dehnübungen 1 bis 5 hintereinander durchführen.
Ausführliche Hinweise im Buch ab Seite 30 beachten!

www.koerperstolz.de